U0121447

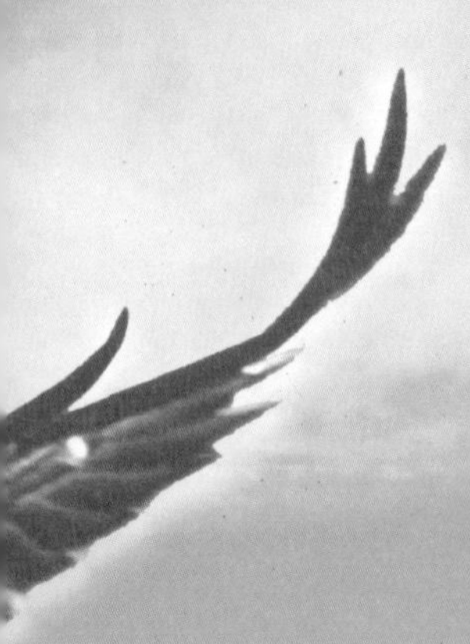

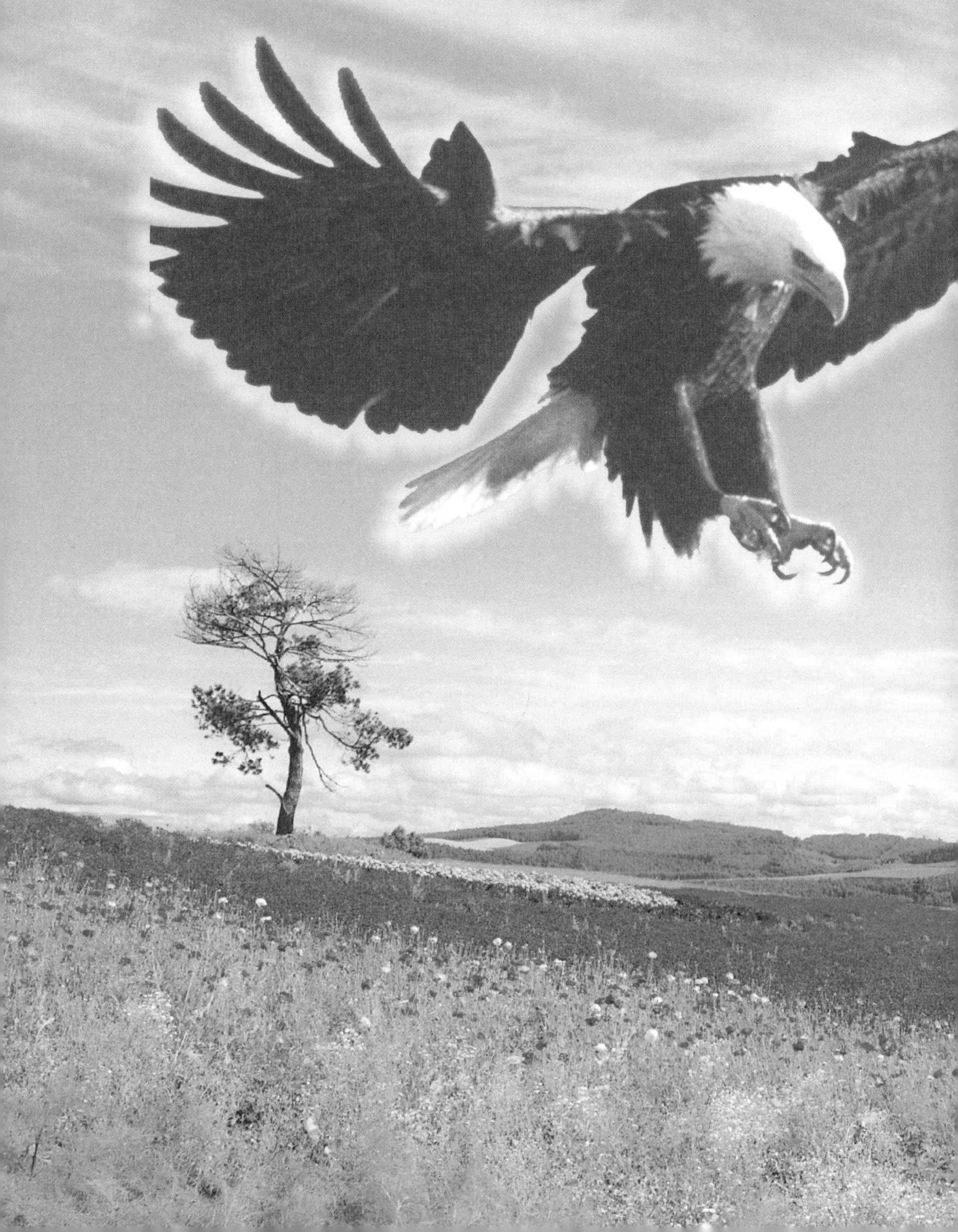

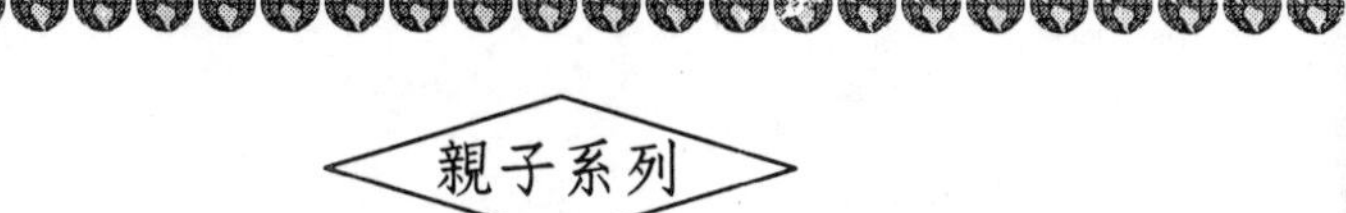

自閉兒輔導

王欣筑／主編

大展出版社有限公司

前言

近年來由於生育率的普遍降低，造成兒童人口的減少，以及發生障礙疾病的出現率下降，使得啟聰學校（盲、聾、啞）和各級中小學特殊教育班等之學生人數不斷地減少。但是，以自閉兒為主要對象的特殊教育班級與學童人數，卻有快速增加的傾向。

又，在關於精神方面的特教學校，自閉症或有自閉傾向的孩子，也不斷地增加，估計這些學生在所有特教學校中，約占四分之一至三分之一的人數。

像這類特殊教育的場所，竟有如此眾多的自閉兒，到底自閉症是指什麼，就醫學、心理學來說，也幾乎不了解。至於有關這方面的輔導方法，也還未確立。

幸喜最近對於自閉症的治療藥物，做了革命性的研究發展。因此，輔導自閉兒方法的蕭普拉及洛更斯等的技術，也被介紹出來，並已有具體的成果出現。

有關自閉兒的歷程，是在幼年前接受特殊的輔導方法治療，經過十五年、二十年，這些孩子已成為青少年、或已成人，對他們過著何種的社會生活加以追蹤，而對處於青少年時期的孩子，則對他們教育的成果做了評估。

像這種關於自閉症的醫學上、心理學上教育的研究，不斷地有所進展。另一方面，自閉症或有自閉傾向的孩子，有很多在特教學校、普通學校的特殊班級，或社會福利單位接受教育。所以，這些從事特殊教育的老師們，把有關自閉症的最新資料提供出來，成為今日重要的課題。

希望本書能得到更多的運用。

目錄

第二章　發育與評估

第三章　治療與輔導技術

第四章　教育計劃

第五章　語言與交流

第六章　認知與學習

第七章　運　動

第八章　日常生活與參加團體

第九章　社會生活

第十章　行動的偏差

第一章　原因與診斷

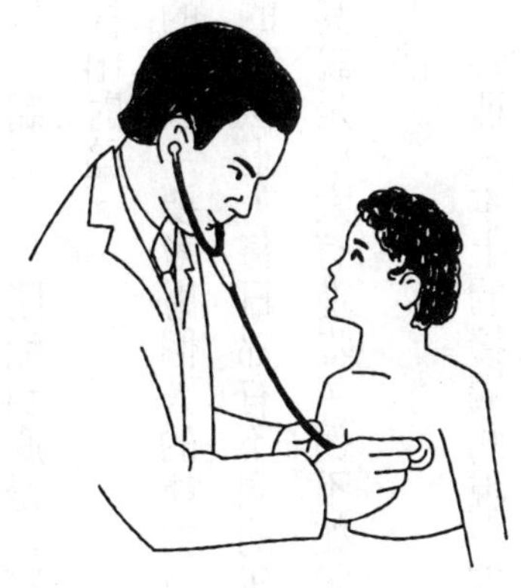

基礎總論——學習自閉

自閉（症）兒，在臨床實驗來說，是屬非常特殊的孩子。一九四三年經由卡那（Leo Kanner）首次提出報告，至今已逾六十年，在這段漫長的歲月中，為了下定義、找出原因、尋找更有療效的輔導法，在研究及實踐方面，皆付出極高代價。

有關自閉症的發生原因，有很多人提出，幾乎世界各地皆有不少的意見和例子出現。可能是對自閉症狀的嚴重程度或治療的困難，都不甚了解的緣故，造成從事自閉兒診斷、治療、輔導的人員，都不知其原因。所以，關於「自閉症到底是什麼」，引起很多人的關心與注意，而把這個問題不斷地提出討論。

今日對發育遲緩，或腦筋有偏差的孩子，在教育的時候，要考慮個人的能力及適應性，儘量給這些孩子最大的幫助，而在追求具體的手法上，每日都有不同的研究發展。然而在察明自閉兒的發生原因和對策上，與其說是已大有進步，倒不如說是剛脫離混亂期，才要真正的面對問題及提出應付的方法。

所以，本書逐步地把有關自閉症的基本知識、過去各種基本上的接觸和現在有關自閉兒的教育體制，用深入淺出的問答形式，來做概括性的說明。

首先是「原因與診斷」，要知道定義不是由左至右，而是由右至左的一句話。也就是說，什麼是自閉症不要光看精減過的字句上的定義，應該實際的去了解，這些被稱為自閉兒的動態，到底在什麼程度，才能說是自閉，才應該稱為自閉，我們都要深入的了解，再下定義才可以。也就是，不要跟一人的定義走，而該從孩子的實際動態，研究出妥當的設定方向，才是最重要的。

在醫學和心理教育接觸的討論，也是極為重要。就算是集結所有的專家，也不容易解決如此重大的問題。所以，從學術上的觀點來說，會不斷地被要求提出方法和理論的原因在此。

如果想要去理解自閉兒，那麼，對於他的發育過程的特徵，要確實的掌握。在此我們就有關自閉兒的「發育與評估」來探討。在各種發育期的特徵，及自閉兒輔導方式的相關注意點，會有當然的變化。

其次，就基本的「治療、輔導技術」來解說。有關自閉症的原因與具體輔導法變遷的歷史，有密切的關係。自閉症的治療，非常的難以理解，隨時都會有不同的答案出現。

至今從各種角度提示的治療、輔導技術，已經一再地被淘汰。然而對自閉兒，任何有效的、單一的治療方法，到現在為止還是沒有結果。孩子發育年齡、障礙程度的內容不同，自然輔導內容也有所變化。在治療的時候，最重要的是要有豐富的治療、輔導資料，以及彈性地配合這些孩子的生活動態。

至於有關自閉兒的教育環境，也就是這類的孩子要在那裏受教育，及什麼東西可能利用來做為教育輔助的工具，都需要做整體的「教育計畫」，並且隨時提出來討論。

雖然是基礎知識，但只用一點點的紙面，就要把自閉兒的實際動態，明白的表達出來，卻是不容易的事。

什麼才是患有自閉症的孩子

問　一提到自閉症，可能我們都會有凝重的表情，想到這一類的孩子，我們幾乎不知所措。到底這一類的孩子有何特徵？有沒有自閉症特徵的特定行動？又，自閉症的症狀，會不會隨年齡、精神發育水準有新變化？

答 自閉症在幼兒早期即會發生，從情緒上來講，與人交往的能力及人際關係，和其他正常的孩子比較起來，有顯著障礙為主徵的行動水準症候群。症狀有自閉症特徵的三種必備症狀，和常有的併發症狀。至於症狀也隨著年齡、精神發育水準，而有所差別。

1. 三種必備的症狀

①欠缺對人全盤的反應

自閉兒和他人的情緒不容易維持關係。亦即因有「自閉」的傾向，才有自閉的名稱產生。特別在幼兒期的早期，這類的孩子在發育過程，和其他孩子比較起來，欠缺和他人的相互關係，甚至有時對人也毫不關心。

②語言及非語言性的溝通有障礙

通常學習語言遲緩，甚或完全不會說話。就算有語言出現，只是像鸚鵡的說話方式，或是自言自語，反覆說出毫無意義的字句，在語言溝通方面，無法順利的表達自己想要說的話。用手指的運動也是極為遲緩，其他態度的表示也是一樣。

③對周遭的環境，自然不會有反應，而且還讓人感到奇異

這些情況中，有時手會做出奇怪的動作、斜眼看人的異常行動、對變化表示抵抗、或是保持同一性等等症狀。有時對特定的東西，會有特別的興趣，甚至會表現的很頑固。

2.經常的併發症狀

對音響、人聲，或痛的感覺極為遲鈍，有時還有異常的過敏知覺。又，好動在青少年期的自閉症患者中很常見。有時會表現出相當高的視覺記憶。例如：牢記時刻表，或把幾年份的日曆日期加以背誦。

3.發病年齡

發病通常在乳兒期至幼兒期的早期之間，在三歲以前發病的病例較多。而DSM－Ⅲ－R在三歲以後發病，會有特殊記憶力的情況發生，然而，三歲並沒有特別的分開界線的意味。

4.症狀因年齡的不同而變化

包括主症狀外，還有各式各樣的症狀，這些最常出現在三～六歲的時期。症狀會隨著年齡變化。一般說來，年齡增長，視線不和他人謀合或極端的對他人漠不關心的情況，會逐漸消失，也就是，更能夠適應周圍的環境。雖然自閉兒有認知和情緒上的障礙，但相對的，幼少期情緒的障礙，隨年齡的增長，認知的障礙會成為前景出現。

5.因精神發育的水準所造成臨床上的差別

自閉症是一種行動症候群，不管孩子智商的高低如何，都有可能發生。智商的發育以ＩＱ來說，診斷為自閉症孩子中，從正常到嚴重遲滯為止，所有階段的孩子都會出現。同樣是「自閉症」，但會因智商發育的不同，出現的症狀也有所不同。

6.表象機能的發育階段和臨床象有差別

自閉症障礙含有對人關係的障礙和語言障礙的表象機能等全盤性的障礙。我們以對語言理解的程度，把象徵表象機能的發育階段（程度），區分成各種程度。而各程度有其代表臨床實驗的特徵。

例如，相當於感覺運動期的Ⅰ，有很多孩子會說出不具意義的話出來，而視線也有極為顯著的不合。在這個程度的孩子，對要求他人的方法，大體上分為三種。程度Ⅰ之1的孩子，對他人不會有要求的行動產生。程度Ⅰ之2的孩子，拿他人的手做要求的動作。程度Ⅰ之3的孩子，用手指著各種東西要求他人供他使用。再高的程度Ⅱ、Ⅲ之1以上的孩子，用語言來要求他人的情形會增加。同時，對事物順序的決定，常會表現得很強烈。

因此，把程度分開，沿著發育的程度，對自閉症的治療與教育是極為有效的。

自閉症的原因

問 關於自閉症的發生原因，在以前被認為是父母養育方法的不適當所造成；最近對於自閉症的看法，有很大的改變。請問這個變化，是根據什麼研究結果？請告訴我關於自閉症醫學和心理學的最新知識。

答 自閉症的發現，至今已有五十多年，可是關於自閉症的原因，還未有決定性的了解。然而，在此之間的科學研究和臨床實驗的累積結果顯示，自閉症是以中樞神經系統機能障礙為主的特異障礙所造成，因此，有關自閉症的本性是如何，有其歷史的變遷，現在就以這個想法來說明。

1. 自閉症的發現

自閉症在一九四三年，卡那在「情緒接觸的自閉式障礙」的論文中，發表了十一份的病例，次年就把這種疾病命名為「早期幼兒自閉症」。卡那把幼兒自閉症的特異行動特徵分為五點：

①欠缺人際關係的情緒接觸，②對同一性保持強迫性的要求，③對事物異常的執著，④沒有語言，就算有言語也只會說出無意義的話，⑤有良好的潛在能力。

同時，這些症狀大多產生在出生後不久的時期，最遲二歲會有症狀出現。然而關於這些症狀，除了良好的潛在能力外，都被歸納為現在的診斷基準中。

卡那認為除了這些症狀以外，自閉兒和家人的關係，尤其是雙親智商的高低、性格缺乏體貼，也有很大的關係，因此，指摘出這些症狀形成和家庭環境因素有深切的關係。同時，卡那並強調，這種疾病在中樞神經系統器官上，並沒有障礙。

2.自閉症概念的歷史變遷

自從卡那把論文發表後，當時在美國已經到了全盛的精神分析理論時期，加上了心因論的解釋，此後使自閉症的概念產生混亂。

其實，自閉症可能有良好的潛在能力，器官也無障礙，但是，和家人特有的心理構造卻大有關係。有此暗示後，自閉症被認為是心因防衛的表現，為了解釋這個原因，應從家族的關係來探求。於是對於雙親，特別是母親性格的偏祖及對子女的養育態度，才是問題的癥結所在。所以，治療時要用被動的遊戲療法，及雙親對孩子進行精神療法，被認為才是自閉症本質的治療方法。

3.新方向的自閉症研究

到了一九六〇年，光憑人的行動因受到環境影響所解釋的，就和以前的觀點不同，因為以前是就個體的腦機能的關連來檢討。關於自閉症從認知心理學的立場，到言語認知障礙的研究，已經開始進行，同時，對實證的追蹤研究也在進行中。自閉症的基本障礙並不是「自閉」，而是因為認知與概念形成的障礙，這種假設已被提出。又，自閉症的病後研究、家族研究及生物學的研究等多方面的進行，有關自閉症的成因是因生物學上的障礙為基礎，這一點大家已可明白。

4.自閉症的障礙模型

自閉症的發生原因，雖以中樞神經系統的機能障礙為主，這方面論調已得到推測。但是，關於決定性的關鍵，卻還未能徹底了解，所以，我們把自閉症的障礙，用以下的次元連鎖來整理。

因為受到某種原因引起的腦機能障礙，造成表象機能的發育有明顯的遲滯，以致表象動態的操作產生缺陷，進而使認知、情緒的發育有異常狀況。所以，偏袒自閉性的行動與不適應的行動，加上環境的關係，均被認為是因為如此所引起的。

在這裏所謂的表象機能，和直接的個人經驗是無關的，只是在腦中自由產生關係，也可能是心的能力。又，有關表象動態的操作缺陷，就是在腦中一一描繪的語言符號及形象統合出現，在處理的過程有所缺陷。在生物學上的水準，仍無法找出特定的原因。而在心理學的水準，可能歸類為表象機能發育障礙，也就是自閉症的基本障礙。

關於自閉症診斷基準的變遷

問 聽說自閉症的診斷，對美國的精神醫學會的診斷基準，有很大的影響，而且最近又有了改變。關於自閉症以前和現在診斷的異同之處，以及自閉症診斷基準的變遷，請簡單的加以說明。

答 在小兒期及青春期所發生的精神障礙，不只是本性而已，連分類也長時間的呈現混亂的狀態。近年來，有關精神障礙行動的、認知的、生物學的多方面科學研究，不斷地進行，在這個時期，固有的精神障礙存在已被認識。同時，在小兒期和青春期的精神障礙分類，也產生氣勢，而且有了為研究要有共通概念才好的傾向。所以，自閉症的研究、治療和教育的實踐，均按這種流向推進。

1.自閉症的歷史分類

小兒期和青春期的精神障礙，最初包括的體系分類，在一九六六年的美國精神醫學會的ＧＡＰ（Group for the Advancement of Psychiatry）是歸屬這個單位，又美國精神醫學會也出版「精神障礙的診斷和有關的統計」的手冊（Diagnostic and Statistical Manual of Mental Disorders: DSM）。在一九五二年初版（ＤＳＭ－Ⅰ），一九六八年第２版（ＤＳＭ－Ⅱ）。有關ＧＡＰ的分類也好，ＤＳＭ－Ⅱ的分類也好，自閉症被認為是小兒期或兒童期的分裂病。

2.現在的診斷分類

世界衛生組織（ＷＨＯ）有疾病分類的國際基準（International Classification of Diseases: ICD），現在全世界廣泛使用的是一九七七年公佈的第９版（ＩＣＤ－９）。而在ＩＣＤ－９公佈的這段期間，自閉症的研究，從發病開始一直到年長，已有適當的記述定義。受到ＩＣＤ－９的定義影響，在一九八〇年出版的ＤＳＭ－Ⅲ的自閉症定義和診斷基準，對世界各國有很大的影響。

ＤＳＭ－Ⅲ基準的最大特徵，就是把自閉症定義為發育障礙；其次，不會受到精神性分裂病所造成的原因論之先入觀，將自閉症用現象的行動來記述的定義。第三是已談過的三個必備的行動特徵，和三十個月前的發病年齡，用客觀的看法來定義。至於第四則採多方的診斷方法。美國的精神醫學會一九八七年出版的DSM－Ⅲ修訂版的DSM－Ⅲ－R。而DSM－Ⅲ和DSM－Ⅲ－R之間，對自閉症的看法，已有若干的不同。

3.DSM－Ⅲ和DSM－Ⅲ－R的不同

在DSM－Ⅲ－R所改變的要點之一，就是強調自閉症是屬於發育障礙，從多方診斷的第一方轉到第二方，而精神遲滯和特殊學習障礙則歸納為同方。

其次，自閉症多半會有長期持續的障礙，因受到這種研究的影響而改變這一種基準，所以，雖然長大還是有診斷可能。

第三，發病年齡是三十個月的時期，把它取消改為幼兒期或小兒期。

4.DSM－Ⅲ－R的操作基準

DSM－Ⅲ－R自閉症診斷基準的必備症狀：①相互的社會交涉障礙，②語言和非語言性通訊的障礙，③活動的興趣範圍有顯著的侷限性等的三種症狀。

又，發病被認為是在幼兒期或小兒期，而此三種症狀，這裏用具體且詳細的行動內容來記載。

現在關於自閉症的診斷基準有很多種，也一直在變革中。然而，如果把自閉症用行動水準來定義，那麼，診斷基準的變革一定會受到很大的限制。今後，有必要超越這個界限，來制定診斷基準。

情緒障礙、自閉的傾向與自閉症

問 從自閉兒的特徵來看，自閉症可以說是情緒障礙嗎？請包括情緒障礙的定義在內，將自閉症與情緒的關係做個說明。又，自閉的孩子和自閉症有何不同？在接受治療及教育時，有必要分開來看嗎？

答

1.情緒障礙與自閉症

(1)什麼是情緒障礙？

情緒障礙這句話，主要是在教育與社會的範圍內，例如：日常生活及學校生活的行動、情緒、意欲、對人關係有偏差時，才被使用。在精神醫學的範圍內，主要特徵是不安定、神經不安、壓迫症狀，限定使用在大人的神經症。

情緒障礙有狹義的情緒障礙，及廣義的情緒障礙二種定義。

狹義的情緒障礙，就是因精神性的情緒、意欲、行動有障礙所引起的。一般是以無智能障礙為前提才使用的。如有智能障礙時，那麼因為情緒的障礙，使之受到二次障礙，在被如此推斷時才可使用。

對於廣義的情緒障礙這點，不管原因為何，在智能的障礙方面並不明顯，但情緒、意欲的障礙顯著時才使用之。

⑵自閉症是情緒障礙嗎？

正如自閉症情緒障礙所說，在學校裏，就會被送到情緒障礙兒的班級。所以，自閉症和情緒障礙常被看成是同義語，且一直有這種傾向存在著。因為自閉症的行動異常，是精神性所造成的情緒反應。

自閉症的行動異常，現在被認為是因腦機能障礙所造成特異的發達障礙，所以自閉症不可說是情緒障礙。

但是，自閉症是就腦機能障礙來講，以及情緒的對人關係不容易維持所引起的障礙。廣義來說，仍可說是情緒障礙，特別是幼兒期及學童期初期，與其說是認同的障礙，還不如說是情緒的障礙會出現前景，所以，容易被看成是情緒障礙。

在自閉症的情緒障礙，並不是根據生物學基礎的精神性，所以不應有「自閉症就是情緒障礙」這樣的想法，而是「自閉症是認同障礙和情緒障礙二者兼備的行動症候群」，如此的理解較為恰當。

2.自閉的傾向和自閉症

自閉症其發病年齡和三種主要症狀，也就是對人關係的障礙、語言發育遲緩與異常、對環境有奇異反應，指的是三種全部都有時才可以稱為自閉症。對自閉的孩子或有自閉傾向的孩子時，雖然不是所有症狀都齊全，但若有多種症狀時，也稱為自閉來表示。

例如：這個孩子的發育水準，和其他孩子比較起來，反應極不靈敏，語言表達也很遲緩，甚至有異常的行動，但對同一性的堅持及對特定物無執著的現象，或執著並不強烈；對他初見即喜愛的人會露出笑容，對言語發育障礙，對環境、同一性的堅持，經常有相同的行動，或對特定物的強烈執著，大概就是指這些現象。

像這種自閉的孩子和自閉症是否有生物學上共通的基礎，關於這點我們就不明瞭了。共通的判定是要做嚴密診斷的，而本態及原因的研究更是不可欠缺，但從治療及教育的另一面來看，自閉症及有自閉傾向的孩子，並無太大的差別，甚至如前述的發育水準及年齡的要因，似乎更重要，我們也可以作如此想。

因此，將來對這種行動特徵表示的自閉症，從生物學以及治療的共通性來看，更加妥當的診斷方法，確有如此做的必要存在。

自閉症與精神遲滯

問 患有自閉症的孩子中，可能也有智能不足的孩子，請問自閉症和智能不足的關係如何？智能不足的孩子一般都使用智能不足來稱呼他，而自閉症是經常使用認知障礙這句話，到底智能和認知有什麼不同？請就自閉症認知的障礙來說明。

答 首先就智能和認知的用語來說明。智能是經智能測驗的ＩＱ程度來表示，為了避免混淆起見，所以，另有認知的用語。認知廣泛地用「知道的機能」，是指包含感覺、知覺、語言、思考、創造等之精神機能領域。

1.自閉症的智能與精神遲滯

精神遲滯是在發育期所發生的智能全盤的遲緩和不適應的行動，所下的定義。智能遲緩用操作式智能測驗的IQ來判斷。具體上IQ在二標準差，即以IQ七十為界線，在此界線以下，判定為智商的機能遲緩。而屬自閉症時，憑此點來看，七十～八十%歸納在此範圍，和精神遲滯合併在一起。相反地，從精神遲滯來看，大部分不會有自閉症狀的表現，所以和自閉合併在一起發生的可能很少。

有關自閉症的智商機能，根據綜合的智能測驗，年齡相應的人不滿十%，大半呈現遲滯的情況，特別是IQ五十以下的人佔了半數。然而，和一般精神遲滯不同的是，自閉症的智商機能涵蓋在各領域間，極為不均衡，是明顯的一大特徵。

2.自閉症認知的障礙

自閉症的智商機能到底有何特徵?有何種障礙?我們要研究的即認知心理學，或許是屬於認知精神心理醫學的範圍。像這種心理學的現象，用腦機能的關連性來探討的就是神經心理學的研究。有關自閉症在此範圍的研究也在進行中，自閉症的認知障礙也逐漸明瞭。認知的障礙特徵，因年齡和認知的發育水準有所不同。

ＷＩＳＣ的智能測驗的剖面，多半是動作性比言語性高，而在動作性中以「積木模型」和「組合問題」較為突出。一般說來，低言語性中「數唱問題」得到最高分。這些剖面是世界共通的模型，所以，被認為有自閉症認知障礙特徵出現，有這種剖面表示的自閉兒，多半因言語比較的概念（例如：大、小、多、少）及空間的概念（例如：上、下、旁邊）等，在初步關係概念形成時就呈現顯著的障礙；即認知能力極為不均衡，要操作概念的能力有障礙，因而被認為是可能如此的。

至於自閉症認知障礙，不只是語言這方面而已，連從非言語性的側面來看也有之。動作模仿的不良現象也是如此，面對自閉兒的動作模仿，常常會看到我們所說的部分奇異模仿方式。那就是說，做動作時不看對方的手和臉部的關係，例如：要做「拜拜！」時，手掌心的方向是反向的，只是模仿手而已，也就是只看全體，不看部分的對人認知缺陷的一種表現。

以幼兒期的自閉兒為對象的研究，在遊戲方面也有障礙。自閉兒為求了解玩具的機能，先看別人玩再跟著玩，或是團體遊戲時，懂的不如別人，這是因為象徵機能的發育未成熟，導致腦中要把這些自由操作的能力欠缺。

簡而言之，自閉症認知的障礙，就是因為表象機能發育遲緩以及品質的障礙。而且，品質的障礙可能就是「被表象」的動態操作之障礙。

自閉症和周邊的障礙

問 聽說自閉兒，會隨著年齡的增長，有癲癇的情況發生。在學業方面，數學問題會計算，可是應用問題卻做不來；國文唸的很拿手，可是作文卻寫不出來。請就自閉症和「癲癇」、「學習障礙」、「精神障礙」的關係來說明。

答 1.和癲癇的關係

「癲癇是種種原因造成的慢性腦疾病，又以腦神經單位的過剩發射所造成的反覆性發作（癲癇發作）為主徵，伴隨著種種的臨床與檢查結果。」這是世界衛生組織（WHO）所下的定義。

自閉症對癲癇的發作，佔有比較高的比率。根據我國的研究，只有十%會合併發生。至於其他世界各國所報告的出現率，也類似此程度。自閉症的發作，從前青春期到青春期這段期間較容易出現。全盤來說，智能較低的自閉症患者，有較高的出現比率。而在這個時期出現發作的情況，多是所謂的會讓全身發抖的發作。自閉症患者約有三分之一，被認為會有發作性的腦波異常。

像這種自閉症中的腦波異常，以及癲癇發作以高頻率合併的事實，就是自閉症成因的中樞神經系統障礙之可能性較強，也可說所有自閉症都有此傾向。如果有了癲癇的合併發作時，則有必要服用抗痙攣劑。

2.和學習障礙的關係

學習障礙到底指的是什麼，並沒有明確的定義。但常常有學習障礙，縱然智能是正常的，可是學業和別人比較仍有顯著遲緩的情況。然而，我們針對全盤的智商能力做比較特殊的學習能力測驗，則顯示較為遲緩。而且障礙的學習能力，是因腦機能障礙所造成的，也只有做如此推測時才用「學習障礙」這句話。

學習障礙的意義，就是發育性的讀法障礙、發育性的計算障礙、發育性言語障礙、發育性構音障礙，或是發育性運動障礙等，都包含在內。

關於自閉症有象徵表象機能的全盤形成不全，雖有象徵機能出現，但比較與言語關係概念的發育、全盤的智商能力有較顯著的遲緩。從這個觀點來看，自閉症是最早期發生的學習障礙特殊型。從原因論來看，學習障礙和自閉症有相似的生物學要因，做此推定乃基於係中樞神經系統受到障礙而產生。

現在把自閉症和學習障礙的區別舉出，例如；在臨床症狀相異上，對人關係以自閉症較為嚴重，自閉症有嚴重的言語能力障礙，這些都是兩者互異之處。

3.和精神障礙的關係

提到精神障礙時，一般會認為是分裂病與焦躁病。本來自閉症和分裂病被認為是相同的，因為自閉症一向被認為是分裂病最早期的發病形態。同時，自閉症這個名稱，係把自己躲在殼中表現，是由成人分裂病的狀態「自閉症」而來的。

由於這二種障礙的原因不明，所以無法做本質的比較。然而，把自閉症和分裂病患者的因子比較來看，可發現二者之間確有明顯的差異。

首先，發病年齡的不同，自閉症到三歲前後會發病，而分裂病從前青春期至青春期才會發病。自閉症患者男性佔壓倒性比率，男女發病比率是四比一，但分裂病男女比率大致相同，而且分裂病會有家族遺傳的傾向，可是自閉症卻不會遺傳。又從認知障礙來看，自閉症在WISC智能診斷檢查表現出均有相似的剖面，腦波異常的表示例子也多，而且會有癲癇的合併症。可是分裂病卻沒有這個傾向。從過程上來看，分裂病常會有幻聽或妄想出現，而自閉症卻罕有這類症狀。

從以上的幾點說明，我們可以下這樣的結論，此二種疾病是完全不同的。

容易被誤認是自閉症的孩子

問 被稱為自閉症或自閉傾向的孩子，從廣泛的意義來說，都包含在「自閉症」內。然而若是「眼神不謀合」、「過動」、「脾氣暴躁」、「畏縮」等，有其中一項特徵出現時，明明不是自閉症，卻被誤認是自閉症，難道無此可能嗎？

答 1. 眼神的不謀合

在幼兒期的眼神不謀合常被認為是自閉症的特徵，這在診斷上受到重視。然而眼神不謀合，是這個孩子和對方到底有何程度的親密感，在某情況下，眼神不謀合是有可能的。隨年齡的增長或精神發育的提高，眼神不謀合現象會漸漸地減少。

在學校上課中，若有眼神不謀合的情況時，那就意味著這堂課有困難之處，而到底有什麼妨礙注意力集中的環境要因等，這種可能性就必須好好地注意。

2. 過　動

過動在幼少期，包括正常兒童在內是常見的行動特徵，單憑過動，在臨床上並無問題。然而，有時因集中力不足，過分衝動的情緒障礙、精神發育的遲緩、各種認知障礙以及不靈巧的協調運動障礙等，都會伴隨這些現象。這些障礙對過動兒，會有各種程度重疊在一起的傾向。

被認為是自閉症時，雖會有過動的傾向，但不會像必備症狀的頻率那麼多，而過動的自閉孩子，一定要把這個孩子做「自閉症兒」、「自閉傾向的孩子」的嚴密診斷分類嗎？不知有關認知的發育水準是如何？又有那一類的認知障礙？倒是有必要正確的掌握。一般說來，過動在年齡和精神發育的關係會減少，至於有強烈過動的孩子，使用藥物便能得到效果。

3.引起脾氣暴躁的原因

脾氣暴躁就是憤怒的表現，以小孩子來說是大聲哭鬧、停止呼吸倒在床上，暴跳如雷等的行動。孩子會脾氣暴躁，在普通正常的孩子也經常發生，從二歲開始有這種現象，三～五歲發生率最多，以後會慢慢減少。會造成這樣的原因，往往是要求的事得不到實現時，在這種狀況下，孩子脾氣就容易暴躁，並非是自閉兒特有的症狀。

只是自閉兒往往會有強烈的脾氣暴躁產生，而引起脾氣暴躁的理由，我們卻無法了解。因此，該如何應付也無從下手，導致這種情況一再地發生。隨著年齡的增長，引起他脾氣暴躁的理由會使他人了解，或許脾氣暴躁的程度也會相對地減輕。

假定脾氣暴躁強烈又頑固時，除了用精神療法、治療教育、環境調整以外，使用藥物也是有效的。

4.畏　縮

畏縮的人，雖然心理上有想和他人接觸，想要歸屬集團的內心要求，但是，卻做不出這種行動，所以，只好旁觀、逃避，或是對加入集團，事先即有拒絕的心理狀態等表現。

從行動上來看，幼兒期的自閉症孩子們，會孤立、逃避或是拒絕加入集團等，這和畏縮的情況極為相似。

一般而言，畏縮和自閉症的區別如前述，雖然行動相似，自閉症患者對集團和交涉是不會表現關心的，可是所謂畏縮的人，卻有明顯想要和他人交往的意圖，這點是最大的區別，但有時卻很難判斷。在「自閉症是屬於何種孩子？」這項我們已經看到，所以，只好用綜合診斷來加以區別。

發現和以後的商談與療育

問　自閉症的孩子，大概在什麼年齡開始發病，會被什麼人以何種方法來發現？又會受到何種的診斷較多？以後在幼兒期的時候，雙親要在何處商談及接受輔導？再者，孩子會在何處接受療育？療育的目標要如何設定呢？

答

1.會發覺這個孩子「有問題」時

最近，從多項的調查來看，或許自己的孩子有異常也說不一定，而開始有此發現的，大都是母親。其實，對三歲的小孩子來說，已經可以發覺他是否有異常。

會造成發覺異常的開端，最多是「語言發育遲緩」，其次是「缺乏對他人的關心及反應」、「耳朵好像聽不到聲音，做出揮舞的動作」、「眼神不謀合」、「不關心」等的社會性行動障礙。再者就是無法安靜而過動，或是「有奇怪的癖好」等的適應行動障礙之類。

2.轉移受診及商談之情形

母親就算在三歲之前，發現自己的孩子有異常情況，也不會立即採取受診及商談的行動。這是因為一個三歲前後的孩子，都是以自我為中心來做事，如果是男孩子，就算語言發育遲緩，也是一件平常的事，一般都是這樣來判斷。

然而過了三歲，語言始終沒進展，對語言的理解能力也不好，自己更不會玩娃娃、玩具車等的象徵遊戲，同時缺乏對他人的關心，始終保持一個人單獨的狀態。

雙親可能是自己發覺，或受到祖父母、托兒所、幼稚園老師的勸解，才帶到醫院接受診斷，或到其他專業機構商談。

最近，在衛生所做三歲幼兒健康檢查時，被懷疑是自閉症，而被介紹到專門的醫療機構受診的孩子，有持續增加的傾向，和以前相比，受診年齡提早，到了二歲半後受診的情況增加。

當雙親發覺孩子有自閉異常的情況時，就會帶到醫院這類的醫療機構受診，或是幼兒教育基金會之類服務性質的地方商談。最近這些機構之間的聯繫關係逐漸建立起來，可是在幼兒期就被懷疑是自閉兒，卻從來沒有到醫療機構去受診的例子仍相當多。

正如在「自閉症的原因」和「自閉症和周邊的障礙」的項目中指出，我們懷疑自閉症存在著中樞神經系統的障礙、腦波異常、癲癇發作等，並有相當高比率的合併症發生，甚至有時也會併發代謝異常。因此，在幼兒期時，最少也要接受一次包括腦波檢查、腦斷層掃描的醫學診斷和檢查。

如果因某個理由要變換醫療機構時，在儘可能的範圍內，把發病的開始到經過的檢查結果，寫在介紹函內，一起轉移，可能較為理想。

3. 幼兒期的治療、商談的目標和當時情況

幼兒期的自閉兒，在前述的醫療、福利、教育機構和私立的商談機構等，可以做各種的治療和輔導。

只是正如前述，由於自閉症的本態研究加深，和治療、教育經驗的不斷累積的結果，使得對自閉症的治療目標和方法產生莫大變化。

治療、輔導的目標有三。第一，基本上的障礙解說代價和克服，也就是中樞神經系統的障礙、發育水準適應障礙的性格，來改善認知機能和促進發育。第二，促進個別適應行動領域的發育。第三，預防行動異常和偏差的減弱。

對雙親來說，這個孩子的療育輔導，雙親本身的精神療法，和對其他兒弟相處的方法，以及對家庭未來計畫的幫助，都需要「輔導」。

孩子接受療育時，對這個孩子自閉症的嚴重程度，和發育障礙程度如何，是有若干差別的。年齡越小者可以加入正常兒童的團體一起遊戲。不過，考慮到這些，首先要在家庭裏療育，才能夠完整，然後再加入適當的團體中。

我們對幼兒期的自閉症，從醫學的觀點來看，有必要做療育輔導。又如精神神經科小兒部門所做的，同樣對幼兒期自閉症短期照顧的形態治療，也一併來做。

第二章　發育與評估

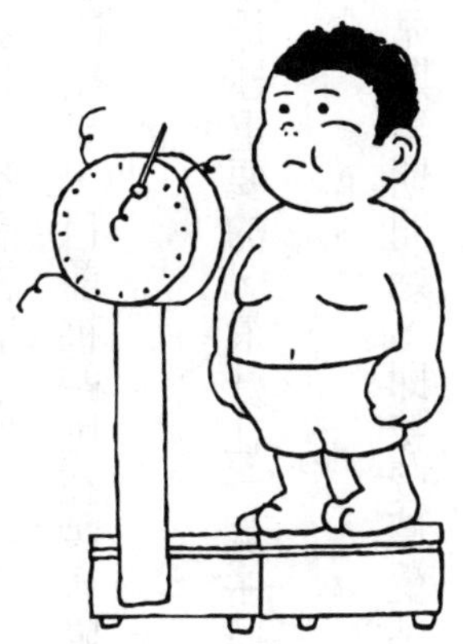

發育的特徵

問 自閉症孩子的發育有那種形態？如果有，請簡單的說明形態和發育的特徵。為了照顧自閉的孩子，在輔導上有什麼要點？

答 1.自閉症障礙的特徵

自閉孩子基本的障礙，是從幼兒期的早期開始，被認為是對人關係用普遍方法處理的能力有障礙。近年，發現這種障礙的本質，是屬認知和語言缺陷的一次性障礙，而所謂自閉的行動及社會的異常，是二次性產生的結果，目前被歸屬在發育障礙的位置上。所以，如下的處理是重要的。

(1)這是屬幼兒期的障礙，因此，早期發現並治療是極重要的，最好在一歲半時就做健診。

(2)因為是以認知與言語障礙為基礎，所以，從幼兒期早期開始，即接受感覺運動統合訓練、認知能力的發育、促進治療教育，以及進行語言治療。

2. 發育良好部分和遲滯部分

根據自閉孩子的追蹤調查及研究結果有二。一是，能適應普通班級的環境，循序進入大學就讀，並且就業的發育良好群；另一則是自閉狀態始終無法改善，精神發育也處於低階段，永遠無法獨立過社會生活的發育遲滯群。

當然我們不能一概而論，但對發育良好群的孩子，他們所擁有的能力，要刺激發展以強化動機的產生，才是重要的。因此，讓他在同年齡的孩子團體中，進行保育及教育都能產生效果。若以語言治療來講，基本上，要以得到正常言語過程為方法，就可以促進語言方面的交流。

另一方面，有關發育遲滯群的發育水準，要如何提高治療、教育的效果呢？這對現在自閉症治療已成了重大課題，並做了多種嘗試。

①把自閉症障礙的感覺輸入，也就是在腦內處理過程中有障礙，如此採用前項(2)的感覺運動統合訓練。例如：配合著韻律感的感覺運動遊戲、體操、遊戲器材的操作，此外飲食禮貌、穿脫衣服等基本生活習慣的養成，加以介紹再訓練。

②對於認知有障礙的孩子，要如何的對待，例如：做什麼象徵遊戲、模仿，用手指指東西，知道這個東西的名稱、指示、用途，透過這種象徵遊戲來完成。再來是意義的理解、大小的比較概念、上下與前後的空間概念等關係概念的形成，嘗試做這種治療教育。

③雖做了種種嘗試，也無法學得語言的重度遲滯兒，要採用文字或記號的非聲音交流系列的言語治療，這種試驗是值得考慮的。

3.特殊發育的病例

自閉症的孩子在生長過程中，多半在二歲前後的時期，會有發育落後的變化出現。對人也缺乏反應、不關心、孤立、生活習慣極差、多動、固執等的自閉症狀。同時，在所有症例裏，也有語言消失的情況發生。這些情況都是即將發病的訊號，可成為早期診斷、治療的開始。

在自閉的孩子中，有能記憶數年間日曆的「日曆兒童」，有優秀機械式記憶能力的人。又有還未接受教育，已懂得國字或羅馬字的孩子，或失去語言能力之後，利用書寫來溝通，也有這種例子出現。

像這種自閉孩子中，往往使我們無法料想的特殊發育的孩子也有。至於到底真相為何，還像謎般的不十分了解，而這種神秘的孩子在發育的時候，也有前述的事實，這點請勿忽略。

發育的觀察法

問 有關自閉的孩子，發育要如何的觀察？發育的狀態和其他孩子相比較，顯得遲緩，讓人覺得心急與焦躁。請說明評估自閉孩子的發育情形，其基本要點。

答 自閉的孩子發育狀態，從客觀的評估發育檢查，在「發育的評估、檢查法」這個項目中會加以說明。在此有關評估自閉孩子的發育時，把基本上重要的觀點，做了以下的說明。

1.一般性巨視的看法

發育是持續的，每日觀察孩子，對變化往往無法發覺。雙親不如在偶爾遇到親戚時，請他們評估孩子的發育變化，能更加了解現況。例如：在幼稚園和學校裏，請其他班的老師對孩子的變化做評估，比自己班級的老師更容易發覺。

像雙親和級任老師，對眼前孩子的行動及狀態，往往無法看出是否有異常。如此一來，容易有困惑、擔心、不安的情緒出現，這樣就無法客觀的觀察孩子發育的變化情況。所以，有關孩子的發育狀態，最好能定期的請第三者來做客觀的評估，以正確的了解孩子發育的情形。

因此，孩子的發育不是從短期來看，而是用長期的展望來觀察，尤其以一般性的立場來觀察才是重要的，千萬不可以焦躁。

2.發育的階段性

正如前述，發育就基本上來說，是持續的過程，可是所謂的發育階段，也有節目性的，換言之，孩子內在的精神構造隨時會有變化產生。因此，若利用圖片來做說明時，可發現發育的過程不一定多屬於直線上升的情況，也有呈階段的狀況，亦即會有飛躍的發育及停滯的發育，一再反覆的情況出現。

發育障礙兒的停滯期間很長，下次飛躍的段差卻很少，和正常兒童的發育比較起來，這種孩子徐緩許多。可是此時千萬不可焦躁，因為停滯期間，乍見之下好像沒有任何進步。實際上，等於是為了下次階段的飛躍作準備期間。

這種階段性發育的重點，一定要理解，勿需盲目焦躁、擔心，反應對孩子的發育階段，要正確的掌握發育的狀態，朝向下一次階段發育的飛躍時期，抱持耐心，反覆來輔導並推動孩子前進才可以。

3.要考慮病理現象的意義

自閉的孩子有發育遲滯的情形，同時也會做出問題行動或異常行動等這些病理的現象。像這些現象中，有斜眼看人、恐慌、自傷行為等，若從正常發育的眼光來看，這是無法理解的。然而，正常發育的過程中，也可見到極端擴大、加工起來的異常行為，以致引人注目的情況也不少。

例如：照話學話的語言行為，也是自閉孩子的特徵。然而，在正常發育的過程中，有一段時期也會有照話學話的情況。自閉的孩子會照話學話，可以想成是在語言的過程中，已有大大的進步。

又，拉別人的手去開門、倒茶，所謂躊躇現象的行動，被認為是病理的現象。

然而，這種情況被認為是自閉孩子的表現型。因此，手裏拿著的點心，會掉落到地面，這種不貪心的孩子，會呈現躊躇現象，要認為對孩子是發育上的大進步。

像這種自閉孩子呈現的問題行動，不要一切都看成是異常的行為，而應把他的問題核心，從發育的觀點來看，這種觀察法極為重要。

幼兒期的特徵與留意事項

問 聽說自閉的孩子早期的照顧特別重要，這類的孩子，到了幼兒期會有何種發育特徵？又要如何幫助這類的孩子發育？這種特徵要如何推動？

答 自閉的孩子在發育的過程中，似乎有激烈變化的時期。當然，這個時期和各個孩子的發育有密切關係。但因孩子的年齡會變化的部分，所佔的比率較大，像這種變化時期，是我們對自閉症發育的「節目」稱呼，從幼兒期來看，三歲的時期，似乎有這種的節目存在。

1.到三歲為止

一般而言，到三歲為止是最不容易相處的時候，叫他的名字也不看你，眼神也不謀合，又過動的孩子實在很多。外出時，如果母親的手不握緊，他很快地就像斷了線的風箏，不知飛向何處，甚至會造成迷路。自閉症最顯著就在這個時期。

在這個時期的自閉孩子，不會有明顯的現象。但是，身體會不斷地轉動或是搖晃著手掌，把頭激烈的擺動，以做出自我刺激的動作，或是埋頭做自己想做的動作之現象，而且玩的方式也非常有限。除了自我刺激外，還會特別地對砂、水、煙，以及會回轉的物體，像腳踏車的車輪等，表示興趣。

2.過了三歲

一般而言，過了三歲之後，好像眼神會謀合，又逐漸能了解母親的意思，變得不愛離開媽媽，或是緊緊地貼著媽媽。到了這個時期，就有某種程度模仿的可能，照話學話的情形也會出現。也就是到了此時期之後，本來沒有充分認清的外在世界（包括母親的存在事實），也多少能了解。

用這種方式認識世界之後，孩子們會在此種情況中，建立屬於自己的秩序。而且障礙症狀會呈現出變化莫測的狀況。首先是對道路順序的固執，對家具的配置會表示反抗，對新的地方、新的事物，會有抵抗的症狀出現。也會因為障礙所造成的恐慌增加。又有些孩子很快對符號和數字產生喜愛感，這些情況會隨著年齡的增加而增加，使各個兒童的特徵更為明顯。

3. 基本上的推動

學齡前的孩子，所需要的課題大體上分為三種。

第一種課題是生活習慣。可以說是身邊自立的課題，自閉症是一種發育障礙，所以，這種自立是比任何東西優先的事項。例如：上廁所的訓練、飲食的習慣、穿脫衣服、清潔習慣等，從被診斷為自閉症開始，就必須開始做。但要配合各個兒童的「當面的目標」，商談之後加以決定。

第二種課題是交流。雖然可說是一種語言課題，但是，在此課題中與其說是說話能力，還不如說是理解語言的能力，特別是對語言指示能了解及聽從指示做必要的練習。

例如：「把○○東西拿過來」等，叫他做事也是非常重要的練習。這個課題也要配合每個兒童發育的情況來設定目標及方法。在今天，有系統的語言訓練方法，正不斷地研究中，也已得到豐碩的成果。

第三種課題是簡單的社會規則。從能了解禁止指示開始，到和人遊戲的順序規則為止，主要放上團體教育上，做為學習的內容。

這三個課題，各個以有機的方面相關連，但也要配合孩子的發育，必須從一～三按步就班的達成目標，是極為重要的。

現在一歲半的健診極為普及，從幼兒期就有好的訓練極為重要的。

學齡期的特徵與留意事項

問 接著幼兒期之後是學齡期，請就小學時代的自閉孩子，有何特徵？又會如何成長？在這個年齡層的孩子，要如何推動才對？使孩子的成長達成正面的作用，對將來的發育能幫得上忙。

答

1.六歲的節目

先前項目，已談過自閉症的發育「節目」存在，到了進入小學的求學年齡，也就是六歲前後又遇到一個節目。在幼兒期後半會呈現多樣化的變化狀態，但次第地會穩定下來。週期的不快樂及失眠會減少，和雙親也能相互交流，使得母親對這種忽然改變的情況，會感到相當快樂。從這階段起到青年期身體的變化開始，是比較穩定的發育時期。一般說來，根據智商的能力，可分為發育良好群及發育遲滯群，特別是從語言障礙這方面來看，會有多種不同形態的障礙出現。

2.根據語言障礙的形態來劃分的類型

將語言能力大體上分成「理解」、「發語」、各個有理解和無理解的四型。

(1)理解語言中樞的處理機能有臨時性的障礙時，稱為感覺失語或聽覺失認。有這樣的障礙時，當然幾乎沒有發聲。然而到了學齡期的孩子，就算是屬這種類型，也會聽從指示，那就是會從動作和狀況等少許線索來找出應付的對策。像這樣的孩子，當然就要以視覺為中心，來加以輔導。

⑵理解能力非常低，卻會滔滔不絕地照話學話，像這種極端障礙的人，在神經心理學上稱為感覺性失語症。

這種類型乍見之下，會以為有語言的現象，必須要注意。像這種兒童表象能力有很大的障礙，因此，有必要用和別人遊戲的方式，來做表象能力的訓練。同時，這種方法可能會漸漸地提高理解能力。

⑶雖有十分的理解能力，卻全不發語的兒童，稱為語言失行型。有這種嚴重障礙的孩子很多，必須注意。這時候，應適當運用符號語言。實際上，像此種類型的兒童中，利用文字能得到很好的溝通，因此，可從文字上的學習開始，而進一步變成會發語的兒童，這樣的例子相當多。

⑷有理解及發語能力的兒童，其語言能力的水準高低是問題所在。如果只是照話學話的做要求語時，認知的方法就會偏於死板而毫無變化，如果有簡單的會話水準時，那麼，表象能力表示較高，可能會有小部分的興趣可看出來。如果是屬這類情況的兒童時，讓他去遭遇以換得經驗，就有可能改變那毫無變化的認知方法。

在這裏所舉的類型都不是固定的，會隨著發育理解和發語的能力進步。然而為了促使他有更好的發育，去適應這些基本能力，當有落後的情形時，則要做輔導學習。同時，到了小學的高年級或前青年期時，語言能力會急速伸展。

3.基本的推動

學齡期兒童的課題就是學習。要適應各個兒童的能力水準，來設定課題，可能會有參差不齊的情況。例如：面向桌子，使手和眼做協應運動的課題時，對將來能幫上大忙。特別大的凌亂情狀很少，是容易按指示做動作的時期。把該做的課題，讓這些孩子自己去做，以培養出習慣。隨著年齡的增長，早則九歲就開始的自閉症兒童，對不願意做的事會徹底抵抗。所以，對孩子可能做的課題，每天要好好的考量才行。

青年期的特徵與留意事項

問 到了青年期，脾氣會變得暴躁，使雙親及老師無法應付，而變成自閉的孩子聽說也不少。為什麼會這樣呢？除此之外，自閉症在青年期會有何特徵出現？對這點要如何應付才好？

答　對自閉的孩子來說，青年期是大變動的時期。到了青年期時，孩子會和以前不同，所以，青年期是自閉孩子發育最大的「節目」，又在此時期對就業場所和將來有關的發展都要做決定，是非常重要的時期，因此，自閉的孩子發育是否良好，有人說是要到青年期以後，才可以看得出來。

1. 青年期的恐慌

正如你所詢問的，自閉的孩子到了青年期後，脾氣暴躁的情形很多，而且內心的不如意會變成強烈的行動，對各種指示會激烈反抗。將恐慌頻頻發作出來，我們將這種現象稱為自閉症青年期的恐慌。

為什麼在青年期脾氣會暴躁……。雖然這個問題並沒有好好的檢討過，但是，對自閉的孩子來說，青年期是困難最多的時期，我們可如此認為。看到各個的自閉孩子，在青年期會發現有顯著的進步，可是在青年期也無法完全改善所期待發育的課題，可說會有相對的遠離課題的狀態呈現出來。例如：就算交流能力提高，對人關係有所進展，可是在此時期的青少年發育課題的語言理論力，仍會遠不如正常的孩子，正如皮亞傑所說的「脫離中心化」。

在這個時期，特別明顯的是自我的萌芽。本來溫順聽話的孩子，不管什麼事都表示反抗的態度。例如：會在馬路上玩耍。可能是以前想做而不敢做，到了這個時期，忽然就敢做了。

像這種自我萌芽，就會成為反抗的態度，而脫離了社會的正常行為。所以，處於青年期的自閉孩子，發育是直接向挫折所連結的構造前進的。

另外，還有一個大要因。那就是由於青年期是變化的時期，可是自閉的孩子對變化感到害怕。在這裏所謂的變化，是指級任老師換了，或學校作業的程序變嚴格了，同時不只是外在的變化而已，像賀爾蒙的分泌使身體急速變化等，而以此為基礎的癲癇發作會增加、性情變得更壞也包含在內，加上新課題的作業較困難等一連串要素結合在一起，被認為是自閉症青年期脾氣暴躁的重要原因。

2.其他狀態的變化

其中也有青年期退化群，從比較良好的適應狀態，一下子退化到嚴重的狀態，也有這種的自閉症患者。這是因為在青年期這個困難時期，遇到不好的狀況重疊在一起，所產生的情形很多。退化之後，想要再恢復是極為困難的。

發育比較好的兒童中，往往發現有被害妄想症。像此類的孩子，在青年期時，對自己的特異性學會認識，是造成心理混亂的原因之一。此外，雖然稀少，但會呈現模擬的精神病症狀的兒童。

3. 基本的對策

對青年期的恐慌，若服用精神性的藥物，會有某種程度的效果。然而，要非常慎重地使用藥物。對於自我萌芽的兒童，要改變對待的方法，尤其有關孩子的自我意志多少要予尊重，要不然在體力和實力上是不易控制的。

在此時期的課題，當然是集中在作業上。所以，從前不斷地練習各種的訓練，在此時常能左右狀況。此外，不可忘記要培養他，使他有某種興趣，只要讓他有正常快樂的嗜好，就可使一個人的人生豐富，對於困難也較能忍耐。

發育的評估、檢查法

問　聽說自閉的孩子和智商低的孩子不同，請問憑智商測驗及發育檢查，就能知道嗎？自閉的孩子發育較遲緩，雖然會說話，可是會話語句不容易組合。至於特別不容易檢查的自閉孩子的能力和發育，有那些方法可做評估，請把內容及特徵解說一下好嗎？

答 首先談談自閉孩子的智商問題。如果要以智商測驗測出ＩＱ（智商指數），也不容易檢查的。何況利用語言指示理解並不十分充足，必須經由相當熟練的檢查員，才能正確地檢查出來，所以，事實上是很困難的。因此，結果往往比實際的評估還低。但正如前言，自閉孩子的智能總是有遲緩的，而且智商能力和周圍的人之間，在交往過程中能發育的部分較多，因此，自閉的孩子往往處於不利的狀態，而且智商的範圍，從高至低涵蓋極廣。重要的是，要說是全盤性的遲緩，不如說是能力發育的偏差，也就是不均衡。因而不像ＩＱ那樣的屬全體的價值，要了解偏差的情況（個人內在的差別），就成為了解自閉孩子的重點。

另外，並不是以給予孩子的各種題目來測驗能力，而是和這個家庭的雙親及孩子的生活、十分熟稔的人來打聽有關這個孩子的發育狀況，做各種的測定，這種形式的發育檢查，可以得知某些程度發育的情況。

然而，最近有關自閉孩子的行動特徵，使得我們能更加確實了解發育不均衡是什麼狀態。同時，對設定治療教育具體的指針，以及所謂自閉孩子的評估法，有好幾種方法也已實用化了。現在介紹其中最具代表性的二種。

1. 精研式CLAC

CLAC就是自閉兒童核對名單（Chcek List for Autistic Child）的英文字母縮寫，由日本梅津耕作教授主持的精神醫學研究所心理學研究室開發出來的，自閉孩子行動評定表。其適用範圍是以自閉症狀為問題的開始，從幼小年齡到國小高年級為止，如果有遲緩發育的現象時，高年齡的孩子也能使用。

CLAC是了解行動特徵的一般用（Ⅱ型），和治療者站在行動療法立場，要治療自閉孩子時，能成為治療指針的資訊，以得到好的行動療法要用（Ⅲ型）。

以Ⅱ型來說明，內容的範圍如下：飲食習慣、排泄、睡眠、穿著、和其他孩子遊戲、對人關係、語言、表現活動、觸動（抓手現象）、自律行動、情感表達、有關感覺的習慣、特徵等。這些用五階段尺度構成二四尺度和五種自由記述領域的組成。結果被用以圓形的精神描繪圖表示出來，發育偏差情況，可以一目瞭然。

Ⅲ型就是要從何種的學習課題來著手，就要用何種小步調為內容導入才好。為了得到這些線索，將學習態度、基本習慣、動作學習、言語、數字概念、抽象概念等的課題學習領域，予以設定為特徵。

2.PEP（心理教育剖析）

PEP就是心理教育剖析（Psycho Educational Profile）的略稱。這是以自閉孩子的治療教育聞名的美國北卡羅來納州艾立克・蕭普拉的「自閉兒童和發育障礙兒的教育程式」所使用的個別評估法。適用範圍是從生長年齡約一～十二歲，精神年齡約一～五歲使用。

PEP將模仿、知覺、小肌肉運動、大肌肉運動、眼睛和手的協應、語言的理解、語言表達的發育剖析等，使能明白的七個機能領域和對人感情、人際關係，及對事物之接觸、感覺、語言等的五種行動和病理尺度。幾乎大部分是不使用語言的課題和行動的萌芽著手，而以詳細的了解這些點為特徵。

有關這些評估的教育程式，現在仍在發展中。

第三章　治療與輔導技術

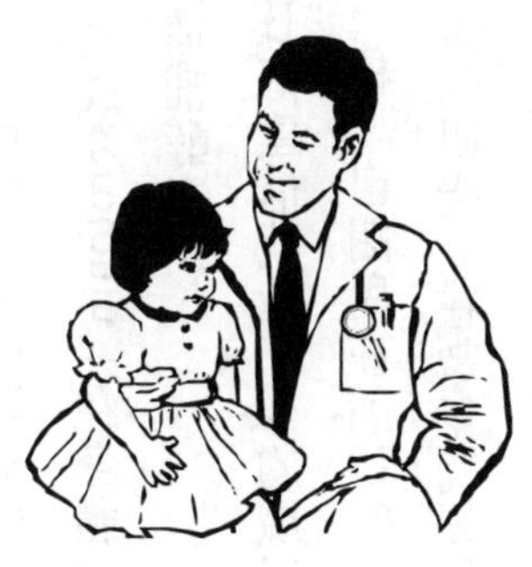

藥物的治療

問 聽說有治療自閉症的新藥問世，請問真的有效嗎？到現在為止，使用的藥物有幾種，有那些使用法？另外，教師也須顧慮的地方在那裏。

答 1.關於新藥

所發表的藥是天然型Tetra hydro bio phutelene（R－THBP）的化學名稱。先從苯基丙氨酸合成的酪氨酸，再從酪氨酸合成的色氨酸合成serotonin（在身體中製造）必要的代謝過程，而各個氫氧化酵素的活性，能促進補酵素。catecolamin和serotonin是當神經細胞A要向神經細胞B傳達信號時，A的纖維末諯和B接觸地方（synapse）所出現的神經傳達物質之一種。自閉兒在前述的代謝過程中，或許會有些障礙也說不一定，因而根據此種假設的研究，在數年間極為盛行，但還沒有出現一定的結論。

同時，在苯基丙氨酸的代謝過程中，所必要的苯酮氫氧化酵素先天的欠缺，那就是苯酮尿症。從二十幾年前開始，把幾乎沒有了苯基丙氨酸的牛奶和食品加以製造，利用此種方法來預防發育障礙。而利用這種方法所培養的發育障礙的孩子，據說和自閉症有關。至於此種治療服用R－THBP有效的報告也出籠，而以往的臨床研究也是從這些研究導出的。

經由十七位自閉兒服藥的結果，發現愈幼小兒童的效果愈大。試用結果，對周圍的人和物的關心度提高，或是過動的狀況減輕、照話學話的情況減少，但對於自閉症的基本障礙，並沒有完全治癒，所以，不要抱著太大的期望。

例如：serotonin及catecolamin內的神經傳達物質，和過去的記憶對照，其輸入的資訊意義要理解（認知）的作業，所必要控制回路的功能有關係來想時，那麼經過R－THBP，使前述物質合成能夠促進，或許可使認知的機能提高也不一定。如果這樣的治療教育或接觸能一併使用，或許能帶來更佳的效果。

2.有關年長兒童的問題行動及幼少期的過動

長大之後才會陷入恐慌，對雙親及教師來講，會感到極為吃驚，此時若服用

haloperidol（神經安定劑的一種），會產生效果，然而卻有昏昏欲睡的副作用。所以，在醫師這一方面要決定藥量也是極為困難的，因此，教育場所、家庭和醫師之間，要有緊密聯繫的關係才是重要的。

最近，比薩莫德這種新研究出來的藥也開始使用，而前述三者之間的聯繫仍屬必要。

所謂微細腦機能障礙症候群（ＭＢＤ）的孩子，利用甲基菲尼迪得產生效果的報告，三十年前由權威的外國醫學雜誌所發表，在亞洲的日本也曾使用過，但對於被診斷為自閉症的孩子，給予服用之後，並沒有顯著的療效。至於數年前所使用的利巴得丁酸鈣藥劑，也是一樣沒有效果。

3.教師的顧慮

由於藥有各種的副作用會產生，所以，必須決定適切的服藥量，而教師對孩子的情況則要先請教醫生。因此，最重要的是要使教育場所、家庭和醫師之間要保持聯繫。只是醫師和教師要直接會面，或彼此有足夠的時間用電話交談，都極為不容易，所以，用寫信或E-mail的方法來討論更好。

輔導技術的變遷

問 關於自閉兒的輔導，其中最主要的方法如何，曾聽人說輔導方法已有大大的改變。可是對此種孩子輔導的專門接觸有那幾類，隨著時代的不同有如何的變遷，請一併的說明。

答 在此除了醫學以外的接觸，要做簡單的說明。自閉症的原因論，從初期的心因說到因某些器官的障礙說，已有很大的變更。可是這點從情緒的對人關係想謀求恢復，卻無法得到全面改善的希望。

又，如果從原因來思考，想得到確實根本的治療，現在不得不說是完全沒法做到。這就是意味著不管用何種方法，現在都有其界限，各個輔導技術把效果邊印證邊相互影響，使自閉兒的發育障礙，能確實的予以改善，可說是正在摸索的過程。

不過，不管用何種方法，都是為了能配合孩子，以追求最佳效果外，也將輔導技術整理敘述。

1.情緒上對人的關係予以強調的立場

雙親的人格以及初期母子的關係，被認為是問題所在。

亞洲的日本是採遊戲療法的形式，對自閉兒童能產生共鳴的理解，使欲望得到滿足的情況中，求得情緒的安定；隨著自然的流程來設定課題的狀況，進而謀求對人關係的發展等等，一再地被共同強調著。

因為這是尊重自發的行動，所以，對有畏縮傾向的孩子是有效的，但對仔細的行動要加以體會，這點要加以要求，至於孩子接受的態度則可做為參考。這是對東方人的風俗習慣上來講，可直接接受的方法。只是想到社會一分子的自閉兒未來的幸福時，就要更有計畫、組織的朝展望的方法才可以。

從一九六〇年代開始的這種接觸，包括援用行動分析、行動變化（行動修正、資訊處理法等）、行動療法和其他的技法等。

將自閉兒行動的表現直接對準焦點，使能得到適切行動學習為目的，對語言、不適應行動、課題學習等，採取廣泛的行動，並沿用具體的目標來做課題分析—再構成化，並把行動的先行條件（狀況設定）、後續條件（強化）與調整（程序），來謀求適當的學習。

所以，有積極適當的行動培養之後，能得到各種的效果，已得到實證。另外，其中也隱藏著和其他接觸可併用的可能性，使得到廣泛學習（一般化）的方法、適應孩子輔導內容選擇方法、廣泛輔導場面的應用形態之開發等，這些接觸可說是現在的課題。

2. 對知覺、認知、運動推動的立場

進入一九七〇年代，特別是原因論的變化，而隨抬頭的接觸，把感覺統合及認知面的治療教育、謀求神經心理學的接觸以及廣泛感覺、運動的接觸都要加入。這些特徵雖各個有所不同，但主要是對受到障礙機能面想要補償的推動來下手。

具體的手法是使用器具、遊戲器材，透過運動給予腦機能的刺激，將身體的認識、知覺、認知面的課題學習累積起來，並將包含種種感覺刺激的運動和語言，及對人的刺激用組織化的方式，使這些項目皆包含在內。

這個立場和現在的原因論之內容能得到一致，當然今後也有加入新方法的可能性。原因和自閉兒特徵的關係，在無法形成假說範圍的現況下，只能說方法和效果

的實證是屬極為重要的課題。除此之外，還有新的動作法接觸。今後，有關自閉兒的援助系列，對其中各種方法的精鍊和淘汰，也許會透過現實來進行。

遊戲療法

問 據說對自閉兒的遊戲療法沒有效果，請問現在用何種方法進行？又，此種想法在收容機構內也可適用，可是必要做衣、食、住等的照顧及自立訓練，因此，在居住設施裏真有可能進行遊戲療法，要如何做才好。

答 1.關於遊戲療法

本來遊戲療法是從精神分析的想法出發，和孩子的遊戲聯想在一起，而利用遊戲來做精神開發和對象徵的理解，以求提高治療效果。

然而近年來，從精神分析分歧出來的羅傑斯生活輔導理論的亞克斯萊因，所做的「非指示的遊戲療法」，被人們認為是代表性的存在。

其實，遊戲療法有相當指示的方法也無所謂。譬如，發展出來的「受容的交流療法」，就不是讓孩子默默的自己玩的遊戲療法，而是治療人員和孩子一起玩，從遊戲中來進行輔導。有關受容這句話，是根據羅傑斯的人際觀念，有一人存在尊重生存立場來接受。同時，這個人的人生能追求理想的變化，也是重要的。

2.關於自閉兒的遊戲療法

特別是自閉兒和他人在不容易交往的狀況下過生活的問題要重視，儘可能讓他和治療人員進行交流，希望大家能考慮此。因此，首先對孩子的精神反應感覺、意識、意欲、欲望、不安、恐怖、關心、嫉妒等要共感的考察。

對孩子的精神動態了解後，次第如何推動即能得到呼應的第六感產生作用。和孩子遊戲的過程中，把自己的想法及構思傳遞給對方。在此過程中，對東西要如何使用，以及對規則和人的應付方法，也自然地組合在內。所以，遊戲方法中漸漸地加上課題，使程度提高。運動式的遊戲、感覺式的遊戲和視聽覺式的遊戲，要配合孩子的狀態，漸漸地擴大。同時，必須事先準備孩子喜歡的遊戲器具和教材。

儘可能在日常生活中，已經見慣的或做過的，能使之連結在一起，孩子也會慢慢地在家庭中，自己玩了起來，所以，要找孩子能快樂地玩的遊戲。在此之中，治療人員和孩子一起快樂的遊戲，將使語言交談的機會增加。而在快樂的遊戲中，譬如需稍加努力彼此才能玩的起來的拼圖等遊戲，或是勞作也可以加入其中。

一日的程式要緩慢地來設定，並且反覆來做，那麼，必可使自閉兒的生活適應性更加擴大起來。只是這一類的孩子，從精神上來講，耐性較為欠缺，遇到壓迫感就會逃避或是引起恐慌，所以，一定要邊觀察情況邊進行。

3.在設施中的遊戲療法

若必須要進入設施來生活，首先不要讓孩子害怕，同時對孩子的習性、癖好也要接受。初步建立孩子容易過的生活，這一方面是為了謀求安全，來設定孩子活動的場所。諸如散步、買東西、兜風等，也要多製造這類能使孩子快樂遊玩的機會。當然個別、團體的課題，一日最少要做一次。

在設施中一日的流程，一定要考慮孩子能得到安定、自發的生活。同時，職員本身要先調整自己的生活方式，該對孩子說的話，一定要坦白地說，能接受的事，要站在孩子的立場，儘可能地接受。這些孩子慢慢地會得到職員們的喜愛，而且在設施中也能快樂的生活，漸漸地成為正常的孩子。

洛瓦斯的方法

問　美國加州大學洛杉磯分校的心理學者洛瓦斯教授，對自閉的孩子用行動上的接觸，來進行輔導的方法，我們已經了解，至於他對自閉孩子的看法、具體的輔導法，及到現在的成果，請一併加以說明。

答

1.自閉兒的看法及輔導法

洛瓦斯認為自閉兒的行動特徵有：⑴語言的（特別是表出語言）缺陷。⑵外觀上感覺的缺陷。⑶強烈的情緒孤立。⑷自我刺激行動。⑸社會性的行動及身邊自立的缺乏。⑹有自傷行為等都指示出來。

洛瓦斯程式的最初階段，是為了學習得到準備的行動，認為要從「正確地坐在椅子上」、「引起孩子的注意，並堅持著的態度」、「要排除輕度粗暴的行為」，三部分合成的。其中「正確地坐在椅子上」再進一步分為「坐下來」、「直直地坐著」、「把手放在膝蓋上」的三種課題，而每個課題用五～七個步調來分析。

這些課題，在一個房間裏，由一個大人用一張椅子來學習，接著在起居室、廚房、寢室、浴室，大人利用各種的椅子來做一般化的輔導。

為了除去不理想的行動，可採取：⑴直接的消除、⑵從注目到暫停、⑶角落行動（帶到房間的角落，讓一隻手臂伸直，使孩子靜下來為止，一直繼續的壓著）、⑷邊進行課題、邊大聲的說「不行！」同時要用力地拍桌子。

以後，按如下的程式來進行學習。

⑴模仿、照會、初期語言

簡單動作的模仿、視覺刺激的照會、聽從語言的手段、語言的模仿、適當遊戲技能之一般化和維持。

⑵基本上的身邊自立的技能

飲食、白天上廁所的訓練、穿脫衣服、梳頭髮和刷牙等。

⑶中期的語言

對事物名稱的理解、說出事物的名稱、用動作顯出語言的理解、動作用語言表現、要停止符號語言、照話學話及病態的說話方式。

(4)後期的語言

大小、色彩、形狀、前置詞、代名詞、時間觀念，「是」與「不是」的訓練，慣用語及文章的傳授。

(5)孩子世界的擴大

對地區社會適應的感情要加以輔導，回復想像、觀察學習、「培養自發性」，對行動的抑制以及上學的準備。

2. 輔導的成果

洛瓦斯在一九八二年，向美國心理學會提出對自閉孩子的輔導成果報告。

歸納起來，未滿三歲半就被診斷為自閉症的孩子，把這些孩子依家庭距學校的遠近，分成A群（十九名）、B群（十七名）。A群的孩子，一年三百六十五天，每週的七天裏，只要是孩子醒著的時間，都在做訓練，也就是一週至少有四十小時的訓練時間。而B群的孩子，雖和A群的孩子同樣的進度，但是，時間是一週十小時，這點有所不同。

輔導的結果，孩子直到進入小學的一年間是如何過的，再把他們分成三組來比較。

A群的十九名中，有十名進入普通的公立小學一年級就讀，並未接受特別的輔助，而且IQ頗為正常，也得到級任老師的喜愛，並有良好社會情緒適應的評估。同時，順利地進入了二年級。但B群的孩子中，卻無這種可進入普通小學就讀的孩子，而是被納入失語症的特殊班級中。這二群孩子中，有數名被納入精神遲滯、自閉的孩子，其中A群有二名，B群有十四名，佔極大部分。

此種研究對自閉的孩子而言，要有精密的個別程式，來集中訓練才會有效果。同時，這種進度表除了自閉的孩子外，也適合運用在發育遲滯的孩子上。

蕭普拉的程式

問 E．蕭普拉教授和他的共同研究者所做的自閉症輔導程式，聽說受到極大的注目。請問蕭普拉教授的輔導程式，是屬於那一類？至於蕭普拉的方法，到底有何成果，今後會如何的發展。

答

1.蕭普拉的輔導程式

艾立克・蕭普拉教授在整個北卡諾萊納州地區，是聞名的自閉症輔導開發者，他所屬的北卡諾萊納大學的TEACC部（自閉症及相關的通訊障礙輔導教育部門），已有三十五年之久，有關自閉症一貫的治療教育體系，都予以實踐。

蕭普拉的輔導程式，最大的目的是和地區連結起來的實踐，由雙親、專家和老師來合力，使自閉兒及患者，能朝向社會的自立方向發展。這個目標得到最高的「自閉症社會參加率」，所以引起大家的注目，在亞洲的日本每年也舉辦有關的研討會。

這個程式是從幼兒期至成人期，維持一貫的輔導體系。從幼兒期至學齡期，就自閉兒童發育的不平衡，以促進機能方面為目標。從青年期至成人期，最大的目的是朝向社會自立的技能方面前進。

蕭普拉認為「自閉症並非雙親所造成的症狀」，經過廣泛的研究成果，再次得到確認，同時，自閉症的教育要以綜合性的立場，及以雙親和教師為中心來進行。而且專家也應成為其中的一員之主張。

其次，治療教育程式和地區社會的密切合力下推進，才容易成功，這也已得到證實。

2.評估、檢查法和特徵

關係自閉症的教育，像這樣由雙親、教師及專家合力來謀求溝通，使能完成重要的角色就是「評估」。關於自閉的病理性和發育機能的不平衡，會如何的存在，如要在這方面取得共通的理解，則有「自閉兒、發育障礙兒教育診斷檢查」（ＰＥＰ），這是在「模仿、知覺、大肌肉運動、小肌肉運動、眼睛和手的協應、語言的理解、語言的表出」等七個發育機能領域，把自閉兒的發育機能加以調查，找出某些可能輔導的範圍，再設定治療目標與程式。

檢查的方法和以前發育診斷不同，而是靠教育方法本身得到線索，為其最大特徵。使用器材也是經長年的實踐，針對自閉兒最容易表示關心、最容易使用而製成的。至於病理的診斷，用「自閉症評定尺度」（ＣＡＲＳ）來進行。

到了青年期以後，就要從職業的自立，或廣泛的參加社會活動，來做必要的評估。為了解決這個問題，所以，做成了「青年期、成人期用的ＡＡＰＥＰ」。

3.成果與影響

蕭普拉的輔導程式，經長年的實踐和研究，在北卡諾萊納州得到極大的成功。在全美的自閉患者的雙親，都抱著極大的期望，這就表示此程式的有效性才會如此的。而且，也是經廣泛的一貫程式的支持，才能得到合力體制所帶來的。

在亞洲的日本，也對此程式加以介紹，並將評估法刊行出來。所以在日本的實踐，也漸受影響。例如：各種刊物有①「自閉症的治療教育程式」。②「自閉兒、發育障礙兒教育診斷檢查」。③「自閉兒、發育障礙兒——雙親和教師的個別教育程式」。④「特集AAPEP及其他」等。

動作法

問　我是擔任過動的自閉孩子班的級任老師。

用腦性麻痺孩子的動作不自由改善的動作訓練方法，來對自閉孩子實施時，聽說能得到很好的效果。到底其方法、想法、作法及成果如何。

答

1.腦性麻痺兒和動作訓練

腦性麻痺兒的動作不自由，係由於和動作有直接關係的身體部位、及其他部位有不適當的緊張（不當緊張）所造成的，所以，無法做適切的動作學習、或是未學習、或是做不適當的動作學習（錯誤學習）的結果產生。

腦性麻痺兒自己一個人對此種不當緊張的處理，無法做適應動作的學習，或是非常困難地做，這多半是由於動作不自由的進行所致，所以，一定要有人幫忙此種必要的動作訓練。此時，動作訓練姑且和動作法以等值意義來看。

支持動作訓練的想法，是把動作及動作不自由用骨骼系統及腦神經系統的問題來看，而且要統合此功能做主體的心靈活動（自我抑制活動）。動作訓練的結果，是要透過身體來提高主體的心靈活動（自我的抑制能力）的教授＝學習活動、教育活動。

自從在一九七七年證實過動兒適用的動作訓練，已得到效果以來，過動兒、自閉兒、精神遲滯兒、重度與多種症狀兒，甚至分裂病患者，也適用動作訓練，並已有不錯的效果。

2.動作訓練的方法

(1)準備(有關一般的準備省略)

讓孩子躺下來或盤腿而坐,對於頭、腦、腰、大腿、膝、足跟、腳趾、肩膀、上臂、肘、手腕、手指等關節的運動,看看是否有慢性的不當緊張(僵硬),輔導者用自己的手支撐關節,朝運動的方向來動的檢查,如果發現不容易運動(僵硬)的部位及方向時,就是此訓練的對象部位及方向。

(2)弛緩訓練

弛緩的教導「放鬆」等,先讓他自己做,把有不當緊張的方向,朝向相反的方向(彎曲時就讓他伸直,伸直時就讓他彎曲等),以比不當緊張稍微大一點的力量握住,幫助孩子努力做弛緩的運動。

例如:側臥的扭轉軀幹,仰臥在輔導者的膝上,將肩及胸挺起,利用盤腿將肩、胸挺起,並舉高骨盤,將上半身前後左右彎曲,並把軀幹、胸、腰鬆弛,經常實施此種訓練。

(3)包括弛緩的主動的動作訓練

①手臂提高的動作訓練法——讓雙臂沿身體伸直躺下，把一隻手的手腕及手肘漸向上抬起，其次再慢慢放下來，如果中途發現有不當緊張時，就停止手臂的上下運動，等到力量消除為止，此種舉高放下的運動，左、右各做三～四次。

②動作誘導控制法——利用前述ⓐ的方式，把手臂抬至九十度的位置，讓手臂伸直向內側傾倒，把孩子沒辦法用力的緊張，誘導出來使之能產生力量的方法。

③動作對話法——按前述ⓑ的發展型來做，當孩子開始用力時，輔導者要配合此力量，微妙地來推拉調節他的用力程度，持續這種方式來做。

3.動作訓練的效果

自閉兒和過動兒每週一次（十～四十分／次）的訓練，多做幾次就能產生顯著的效果。

過動兒是因多動、衝動、注意力不集中、火氣大、固執、喜歡到處走動、對人行動、言語行動等，在此我們要讓他能加以改善。

此外，自閉兒的偶像觸覺、模仿、指示的進行、情緒的接觸、語言等行動會出現，也要使這些問題行動更能有所改進。

至於重度精神遲滯兒和重度過動症狀兒童。對注視、追視、利用眼睛和手的探索、微笑、摯愛的行動，已有報告出現，而且輔導期間並不長。

感覺統合法

問 經常聽人這麼說，感覺統合法及感覺運動的接觸，對自閉的孩子是有效的。請問感覺統合法如何做，可否教導我。又，對自閉的孩子輔導時，這個方法有效的使用程度在哪裏，請把效果的範圍一併說出來。

答 1.什麼是感覺統合法

南加州大學的J・艾雅茲教授認為，復健治療基礎的腦神經學的知識，有一方面加了發育心理學的見解，另一方面則把知覺及運動的獨自理論展開，成立了如次的感覺統合理論體系。

(1)發育與腦

出生時就具備著反射機制，直到一個人會走路時，就被統合起來，使之能適應環境來行動，一般都被認為會如此的改變，而施展這種情況的來源，是腦的成熟。腦受內外的刺激，透過感覺受容器官，負擔此種歸納角色。出生不久，腦幹會完成統合的主要功能，漸漸地大腦皮質會和左右腦邊謀求統合，邊發育成學習基礎的力量。

而最基礎的感覺是視覺、聽覺、觸覺、固定感覺、前庭感覺等五種，腦對邊謀求基礎感覺的聯合，邊朝運動—知覺—認知機能的高次元行動樣式逐漸形成。

(2)感覺統合的診斷與障礙類型

艾雅茲開始獨自的檢查法及臨床觀察法，並對感覺統合的歪斜發現進行探索。結果把感覺刺激的流程，從脊髓經腦幹上行到大腦皮質，近心的水準和朝向末梢下行的遠心性水準，所顯出動態的特徵要求掌握。在此之間，對腦統合機能的歪斜所出現的現象，用如下程式來思考。即①前庭—兩側統合障礙、②發育性行為障礙、③視覺空間知覺障礙、④聽覺語言障礙、⑤觸覺防衛反應等。

(3)感覺統合訓練

感覺統合訓練是：①觸覺刺激及前庭刺激為中心，使腦的統合機能可以順利前進，做輸入的調整；②透過原始反射的抑制形成了重心安定及正確的姿勢反應；③提高動態企畫力；④調整身體圖式的不統合；⑤培養視覺空間知覺；⑥提高讀、寫、語言的認知機能等階段，予以考慮進行。

2. 對自閉兒的感覺統合訓練之效用與課題

感覺統合理論的治療法，本來是為了自閉兒或腦性障礙兒，並不是以此形態發展，所以，對效果還需做多種檢驗。

根據艾雅茲的說法，自閉孩子的感覺處理過程問題，大體上歸納以下三種：

(1)因感覺輸入無法讓腦正確地接受，所以，對很多事情無法注意，或相反地有過剩的反應。

(2)其中特別是前庭感覺與觸覺的調節不順，有重力不安及觸覺防衛出現。

(3)對新的行動模型要形成腦的一部分功能，無法順利發揮，因此，難以做到有目的的行動。

為了要研究這個假設，艾雅茲把對自閉兒臨床輔導的研究結果報告出來。

根據這個報告，三歲至三歲半的十名自閉兒，主要是對多樣感覺刺激的反應調整，經做了一年的感覺統合訓練之後，再度對感覺刺激的反應調整，把結果總括起來有如下幾點：

①雖有感覺輸入的登記，卻無法順利調節，因此，有反應過敏的孩子，和只表示遲鈍的反應者。感覺輸入無法輸入定位的孩子，比較起來對治療反應頗為良好。

②治療腦所做的感覺輸入登記或定位，不如對調節的促進有更好的效果。

③觸覺系統、前庭系統，及其他的感覺輸入的處理過程，也會有影響，此點是極為重要的。

從平常的經驗來看已知道，關於自閉孩子要進行感覺統合時，在初期的階段，會有急速改善，但卻不會持續下去，所以，對於運動教育所謂的心理運動接觸，必須要熟練各種的方法。

第四章　教育計劃

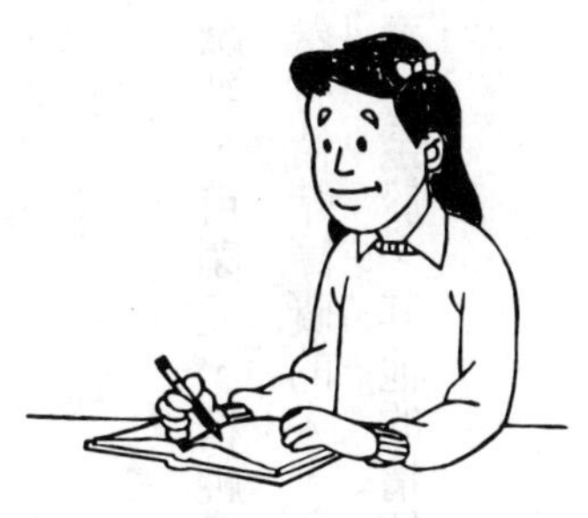

教育的場所

問 學齡期的自閉兒，有規定要在何處受教育嗎？自閉兒是不是要像精神耗弱兒一樣，依他障礙的程度來設定適當的場所？學齡期前後的教育及療育的場所，在何處有設立。

答

1.學齡期自閉兒的教育場所

一般言之，將情緒障礙兒童（拒絕上學、神經症、緘默、自閉症、精神病及腦器官障礙等的懷疑）的教育場所，和精神耗弱、病弱並帶有情緒障礙的人，要依適應障礙的狀態及程度，在特教學校所設的特殊班級來教育。至於，其他的情緒障礙者，使他在特殊班級教育，或在普通班級做留意的輔導等。

簡單地說，障礙種類的教育場所如下：

①重、中度的精神耗弱而且併有自閉的人，要進入精神耗弱特教學校。

②肢體不自由又有自閉的人，要進入肢體不自由特教學校。

③病弱又併有自閉的人，要進入病弱特教學校。

④有輕度的精神耗弱及自閉的人，要進入精神耗弱特殊班級。

⑤病症虛弱又有自閉的人，要進入病症虛弱特殊班級。

⑥自閉但無其他障礙的人，要進入情緒障礙特殊班級。

⑦有自閉傾向但無其他情緒的人，要進入普通班級。

在現今教育政策中，對盲、聾又有自閉的人，就沒有特別的規定，當然是要到啟聰學校受教育。

2.也要顧慮自閉的程度

有關自閉兒教育場所的判斷時，需將自閉的障礙程度與精神耗弱的障礙程度加以考慮，然後才判定教育的場所。

為了參考起見，特把兩種症狀交錯在一起者表示出來。也就是重、中度的精神耗弱

障礙的程度與教育的場所

精神耗弱的程度＼自閉的程度	重、中度	輕度
重、中度	精神耗弱特教學校	
輕度	精神障礙特殊班級	精神耗弱特殊班級
無障礙	精神障礙特殊班級	普通的班級

（教育場所）

又有自閉的人到特教學校，而輕度的精神耗弱且有重、中、輕度自閉的人到情緒障礙或精神耗弱的特殊班級受教育比較理想。

而只是重、中度自閉的人，主要是到情緒障礙的特殊班級，而輕度的自閉者要到特別輔導的場所(遊戲教室)。當然，在普通班級接受特別照顧的教育亦可。

3.學齡期前自閉兒的教育與療育場所

為了學齡期前的自閉兒的教育與療育場所，計有特教學校的幼稚園、一般的幼稚園及托兒所，以及精神耗弱兒幼稚設施等。

在幼稚園裏並沒有設置特殊班級的規定，所以，可讓孩子進入普通的班級，只要留意輔導即可。在托兒所裏，對障礙兒的遊戲器具要多考慮，最好能讓他們和正常兒童混合保育。

4.學齡期後自閉兒的教育與療育場所

為了學齡期後的自閉兒的教育與療育場所，有特教學校、精神耗弱兒設施，或精神耗弱輔助設施等。

談到精神耗弱兒設施，第一種是自閉症兒醫療系統，第二種是自閉症兒養護系統等，但是，這些設施為數不多。

自閉兒進入前述的精神耗弱兒設施後，過了十八歲以後，就可以進入精神耗弱者更生設施，以及精神耗弱者職業訓練設施等。

要療育年長的自閉兒時，與其單獨分開自閉兒，不如和精神耗弱者一起生活訓練，會更有效果。

專門機構之間的關係

問 早期發現與治療是重要的，這一點已經了解，請問要到何處商談？對孩子的發育行動有疑問或有不安感的診斷、治療、訓練，以及幼兒期所必要的家庭教養的輔導建議，請告訴我。

答 多半的自閉兒是在三歲時的健診，或是進入幼稚園或托兒所時會被發覺。雖然在所有的孩子當中，總感覺和其他的孩子不同，但漸漸地會覺得孩子是正常的，或是聽說有障礙，卻不知道去何處找人商談，而使得病情因此加重。所以，在自己感覺不安的時候，就應把孩子帶到可信賴的機構商談，才是最重要的。

今天以自閉兒為主而對身心有障礙的幼兒治療、教育機構，比起從前已大有進步。只要了解專門機構的特色，選擇孩子最適合的機構即可。

1.公立的機構

在很多地區，沒有公立的商談機構（保健所、兒童教育協談中心等）及身心障礙者中心的設置，除了做各種檢查及養育商談之外，也要視必要的情況，介紹專門的醫院及訓練機構。

2.大學附設醫院

多半大學附設的醫院，都設有對自閉兒有深度認識的人員，從醫學、心理學上來進行治療，所以，請母親讓孩子接受腦波及ＣＴ的醫學檢查。

根據經驗，有小孩到小學的高年級會有突然的癲癇發作現象，導致病情惡化的例子。所以，從幼兒期開始，固定地給信賴的醫師看病，也是很重要的。

3.自閉兒專門治療機構

對自閉兒做主要治療的機構，裏面有對自閉兒的治療與教育經驗豐富的醫師，及擔任心理教育的輔導員等，從事孩子的診斷治療、訓練，以及和雙親商談等。同時，也對個別的和團體的語言、生活習慣等做基本的訓練。

這些機構中，也有和幼稚園及托兒所互相聯繫，把有關障礙的基本治療教育，和正常兒童的教育交流進行，能使效果提高。

4.雙親會

和專門機構的性質不同，自閉兒的雙親會，對幼兒期的商談機構來說，也扮演著極為重要的角色。有同樣障礙孩子的雙親們，把自己的經驗說給一個正煩惱、痛苦的母親聽，或是給予各種建議，是項極好的措施。

5.選擇專門機構的留意事項

除了以上所說的，還有相當多的治療機構，一定要考慮家庭及地區的情況，來選擇適合自己孩子的才好。「放心吧！慢慢地會好起來」，慢慢地你會放下心，到了最後懊悔就來不及了，有這樣經驗的父母親恐怕還不少。「放心在那一方面」、「『將來』是指將來多長的期間」、「現今所做的內容為何」等，在家庭的養育及今後的對策，一定要具體的詢問出來，才是重要的。因此，希望能選擇對你所提的問題，可以客氣、詳實回答的機構。

6.幼稚園、托兒所老師的功能

孩子在幼兒期所表現的症狀及問題行動是多樣化的，也是使雙親動搖、不安的最大時期。然而只要能適當地對待，就能夠得到顯著改變的期待，因此，這是極為重要的時期。

對雙親不安的感覺，要充分的理解接受，並且認真地和他們商談，日常方面對孩子的雙親也必須有接觸，才是最理想的幼稚園或托兒所的輔導老師。

在團體生活中，對孩子的動態要直接掌握，對每日的改變更要確實的了解，這也是老師的責任。所以，有關專門機構發出的幼稚園生活的資訊，要提供出來並做適當的建議、充分的聯繫及輔導，希望老師都能如此配合。

幼稚園與托兒所的教育

問　聽說幼稚園與托兒所有接受自閉幼兒的保育，不知他們的輔導是採何種方式進行的？能得到何種教育的方式？輔導時，需有那一種具體的顧慮？

答　1.輔導的方法

有關自閉幼兒，早期治療教育的重要性已得到認同，正進行努力與研究。可是現在有關治療、教育的方法並未確立。本來，有關自閉幼兒的教育，被認為是以個別的治療教育為中心來進行，可是最近對整個幼兒發育成長有很大影響的看法是，希望雙親能把孩子送到幼稚園或托兒所接受教育，這種呼聲愈來愈高。事實上，一般的幼稚園或托兒所，包括自閉幼兒在內的保育，也一併進行者正漸漸增加中。然而，像這種場所的設立，由於歷史相當淺，所以還在試行的階段。

雖然簡單的說是自閉，但因每一人都有不同的狀態，有些會說話，有些不會說話，有智商遲緩的幼兒，也有記憶力非常好的幼兒。對各個幼兒的行動及自閉的狀態，要能充分的了解，再來考慮保育的方法才可以。

通常在保育場所進行的各種活動，要儘量讓自閉的幼兒參加，使他不斷地和其他幼兒接觸，才能慢慢地聯繫心裏的感情，進而使他對團體生活感到快樂，目前多半是以此種目標來進行輔導的。

然而，一般說來，自閉兒的人際關係很不容易建立，所以，要讓他能接受周圍的事情，並配合周圍的環境來做，是極為困難的。

同時，因為心理上有強烈的芥蒂，所以在團體中，常不聽從保育者的指示，以致園內的限制或禁止的訊息，無法傳達給自閉兒。也許是自我行動的情形多，讓保育者心中有不容易保育的感覺也說不定。

自閉的幼兒，對感情的交流極為困難，而對語言的理解交談，有時則會出現障礙。所以，就算送入幼兒團體中，和其他孩子成為朋友，並一起遊戲的盼望，是極為渺茫的。

所以，保育者對幼兒的特性要理解，才能採取適合此幼兒的方法，並做個別、具體的援助。

2.輔導上的顧慮

(1)要有面對障礙的知識

首先必須具有關於「自閉」的知識，例如：多看相關書籍，多參加研討會，均是大有助益。幼稚園或托兒所的教育並非萬能，為了促進幼兒的成長發育，如何做才能圓滿完成你的任務，這一點要明確的了解才是重要的。

(2)要和專門機構聯繫

有關自閉幼兒的治療教育，在團體生活中能專門個別商談並治療的調和，再加上能聯繫專門機構一起來進行才是理想。在集體場所的保育者，到底做何種的輔導才好，必須常從障礙的治療教育專門立場得到建議，所以，兩者必須相互聯繫。

(3)要知道個人的行動特性

對每一個人的行動特性要了解，就可以確保安全和成為日後輔導資料。有關行動的特性，雖從其他保育者及專門機構來獲得資訊，的確是很重要的；但是，大部分仍靠保育者本身和幼兒的接觸來了解。因此，想要對各個幼兒的行動特性理解的保育者，首先應打開幼兒的心靈，使只能維持和周圍的關係，並改善行動，這些都是輔導上必要的作法。

⑷要明瞭各個孩子的興趣

例如：愛玩水的孩子、愛看地圖的孩子、從早到晚蹦蹦跳跳的孩子等，都有各種不同的情形。首先對幼兒現在所做的事，保育者也要參與其中，且要慢慢地不可以急躁，再漸次把他的行動擴大才是重要的。

⑸要建立活潑開朗的團體

自閉的幼兒對周圍環境的氣氛感覺極為敏感，例如：班上有不安定的氣氛時，他就無法定下心來聽課，而當氣氛明朗、充滿活力時，就會順勢把行動擴大，且和周圍環境的關係也容易建立。如此一來，對所有幼兒的保育展開，遂能成為很好的基礎。

特教學校的教育

問 我是在幼稚園裏教導自閉孩子的老師。從園裏畢業後，有人進入了特教學校就讀；請問在特教學校裏，對自閉兒做何種的輔導？且在輔導一般班級和特殊班級上，有那些差別及特徵？在特教學校裏，現在有何種輔導課題。

答 現在各學校裏，有關自閉兒的輔導及實踐，一直在進行檢討。因地區及學校的不同，輔導和進行的方法也有所不同，在此將一般特教學校的教育加以敘述。

1.特教學校的特色

特教學校的教育目標，是一邊顧慮一個人的能力和特性，一邊培養可能的社會自立能力。在特教學校中的自閉兒加上智商發育遲緩兒，每人的特徵差別很大。同時，恐慌、過動、固執等的問題孩子也多。在特教學校裏，對智商低和發育年齡較低的孩子，一起做「生活科」的教科輔導，並用「遊戲」、「生活單元」、「日常生活的輔導」等教材，配合一起輔導的形態，對各個孩子的實態予以配合對待。

對行動方面有偏差的孩子，在學校的生活規則容易調整，應顧慮到課程及輔導形態；如果學習上的問題嚴重時，要採「養護、訓練」方式。通常，特殊教育就是延用此範圍來進行輔導的。能做這種輔導，是因為特教學校有如下的條件：

○適應能力、特性的教育課程之編排，以及輔導法容易進行檢討。

○擁有經驗豐富的教師，和特別設計的設施、設備、教材與教具。
○透過小、中、高的各學制，能成為連續升級的教育場所。
○尊重孩子的興趣與經驗之教材。
○在團體中，孩子和孩子之間相關的效果容易發揮。

2.今後的課題

在特教學校裏，為了輔導自閉兒，今後對如下的課題應有的檢討：

(1)自閉兒的能力及適應性，能使之更加適應的教育課程及輔導方法

雖然是自閉兒，但人際關係、言語、行動的偏差及遲緩的程度都參差不齊。針對各個自閉兒的障礙改善時，教育課程該如何編排及擬定具體的輔導法。應將各學校的成果不斷地累積在一起，一方面進行心得交換，從這些當中找出適切的條件；特別是自閉兒的言語和認知方面有問題存在，所以，加強個別顧慮的輔導及授業的推進方法非常重要。

(2)要如何運用好的條件

對於自閉兒，需有仔細的一層顧慮，使成長的情況改善不少。例如：多位老師的角色分擔、教材與教具的研究、學制的系統性及團體特性的運用法等，對自閉兒的輔導來說都是重要的事項。至於這些特教學校的特點，及對自閉兒輔導要如何運用的觀點，今後仍須檢討。

自閉兒在年紀小的時候，有比較顯著的特徵出現，可是接受教育輔導以後，有重大的影響。在小學教育階段、對固執、恐慌、自我的刺激行動、過動等，要如何應付並使之安靜下來；此階段以學習能力為首，而關於人和事物對待的方法，這方面的努力也是重要的。因此，由多位老師擔任，將能使合力的態度形勢更加確實，而且指示和援助的方法也要勤下功夫研究；同時，教材與教具的活用和輔導法之鑽研也是必須的。在學制間對孩子的目標適切的考慮，也極為重要；如何得到團體生活的效果，在社會中能使人際關係更好是自閉兒的教育目的。所以，希望不久的將來，能設立專門收容自閉兒的特教學校，讓有志一同者貢獻所長。

特教班的教育

問　讓自閉兒進入特教班中，和有蒙古症而發育遲緩的孩子一起接受輔導。在團體及日課表的製作上，該如何顧慮才好。又，有必要做個別的輔導嗎？

答 在特教班接受輔導的自閉兒，都帶有輕度的精神耗弱或呈現相似的狀態。首先，應將自閉兒的一般行動特徵，諸如有關語言問題、障礙問題、人際關係問題、飲食問題等方面一一舉出。要針對這些行動特徵充分理解後，再加以適當輔導才是重要的。

1.輔導上的顧慮

在特教班中有自閉兒時，則需顧慮如下的特別事項，以利輔導進行。

(1)對班級生活的流程能容易理解，使之習慣化而編成的一週時程的日課表。

(2)在團體中對角色的理解，要培養身體活動的習慣。例如：每天持續做簡單的團體活動，並對其功能和意義的理解。

(3)對加強語言理解的輔導要重視。尤其對有反應語言的孩子和對人稱無法理解的孩子，活用打招呼和回答每日必須說的話，把這些話當會話使用來輔導。

(4)考慮個別的輔導。在全體活動時，要考慮個別的輔導。例如：在一週什麼時間進行個別輔導要設定。

同時，在家庭中，特別需要母親的協助，應多利用家庭的連絡簿或電話等，和母親邊保持密切的連絡，邊進行輔導。

2.班級經營上的顧慮

如果有自閉兒時，在班級的經營上，應對如下的事項予以特別的顧慮。

(1)要向整個班級的全體教職員，說明特教班孩子的行動特性，使大家都能夠理解。尤其是對自閉兒語言的現象、怪癖、特異的行動等，都要加以說明。

(2)要編排教育課程時，對班級兒童或學生的能力及特性，要確實掌握。

- 將團體輔導和個別輔導組合在一起。
- 日課表的編製要下功夫。
- 要研究讓自閉兒參加學校和團體活動等。

(3)要重視對語言內容理解的輔導以及和老師的溝通（使用電話、對講機等，使孩子提高說話的意欲）。

- 要在大家面前發表談話（對於所做的工作內容或昨天發生的事，都要用話說出，或是用戲劇的表演方式說出）。

(4)為了提高運動機能、感覺機能，要重視輔導方法。特別是多採用平衡感覺、協應動作、連續的運動能力培養的輔導（平衡木、投球、跳繩、體能訓練等）。

(5)要重視和他人關係的輔導，同時還要考慮團體的大小。也要學習對團體行動的方法、約束、會話等。

• 一起畫畫、紙黏土的勞作、和小朋友一起活動、分擔工作能力的培養。

(6)對學童有興趣、關心的教材和教具要研究與開發。

• 對學習的過程能簡單的理解。

• 能隨時知道學習的結果，連孩子也讓他知道評估的結果如何。

• 給他做能在短時間內簡單完成的工作。

(7)把有關學童的興趣、關心得意之事列為線索，對輔導內容、方法下功夫。

• 對國字有興趣、對讀書和寫字有相當程度的孩子、對時刻表、天氣圖、計算等有興趣的孩子等。不要只顧在此方面的發展，要把這些事運用在學校生活、家庭生活上，予以活用的輔導。

(8)要和家庭密切的聯絡，做適時的情報交換，使學校的輔導，在家庭也能做配合的教養，將會使效果更為顯著。

情緒障礙班級的教育

問 在情緒障礙班級中，要如何進行對自閉孩子的輔導？各地區的實際情形及對象兒童的成長發育程度如何？理論上最有效的方式實施後，往往有大差別，因此有關輔導形態、輔導內容和輔導方法要如何推進才合乎理想呢？

答 有情緒障礙班級存在的園區，對自閉孩子的各種措施之實施程度如何，使對象兒童及障礙發育水準不一樣。所以，要將情緒障礙班級的實際情形，用千篇一律的方式說出是困難的。在這裡以能說出幾個單字、在行動上有問題的中度自閉孩子的輔導為中心來描述（因為在特教學校，有比較重度自閉孩子的教育措施）。

1. 輔導形態

有關情緒障礙班級的輔導形態，有固定在學的固定制班級，以及其他方式的班級。為了接受相當養護、訓練而施行通學教育的通學制班級，大體上是分為這二種形態。在固定制班級，大都像特教班級，全日和全在學的孩童均可入校，所以，經營方法和所謂的身心障礙班級相似。

一方面從歷史上或教育商談活動的補充形態，產生了通學班級，將教育商談的方法，以適時的方式來做，是極為獨特的構想。首先讓孩子到一般的班級上課，配合著發育程度，再到情緒障礙班級接受輔導，所以，對自閉的孩子有充分個別對應的優點。前者是以公費聘請教員，後者因為沒有固定的學生，所以，就由基金會團體來負擔費用，兩者有此種行政措施上的迴異。

從以上的實情來看，將兩者的長處，採取折衷的方式所成立的班級最為常見。

2.輔導內容及方法

從歷史上來看，初期進行的實踐是亞克斯萊因所提倡的以心理之受容關係，嘗試進行遊戲療法。所以，方法是有，可是卻沒有輔導內容。然而，因為也想不出其他的方法，因此，在教育的定位上就產生了問題，但還是照樣在實施。同時把自閉的孩子當成「治療」及「治癒」的對象來看。

透過各種的實踐，要簡單的從性格不正常性來看，不如從人的成長發育遲緩度來看，做必要性的具體輔導主張，且在下一階段出現時來進行。在一九七五年代，受到注目而發展的行動療法。由於其方法是明確的，而且又有教材被製作出來，所以，對特別重度的自閉兒之認知能力及辨別能力的培養，熱絡的活用至今。

然而，以心理療法或行動療法來講，應該有其有效的範圍和界限，如果認為這可以適合各發育階層的自閉兒來使用，此種想法似乎大有問題。不管用何種方法，在限定的條件中雖有效果，但也只能發揮部分的機能，這是一向被認為如此的。

現在被認為是先進班級的輔導實態看來，以對自閉兒的治療法，來做各種追求的效果，還不如由教師主體性的教育診斷為根據，來確立教育方法的想法出現。例如：在某個班級裏，把自閉的孩子用「有意志的交流能力」的發育遲滯來看，再來編排教育課程。基本上，將如下的發育能力控制，須考慮輔導的內容。

(1)要建立語言行動的自身條件（感覺、運動等）。
(2)要通知他語言的存在。
(3)使他理解語言表現方法。
(4)學習對話、會話的方法。

(5)培養喜愛說話、想說話的意志。

(6)培養用文字的表現，以及用話以外的表現方式。

透過這些輔導，有了長進之後，行動異常的現象會逐漸消失；相對地，得到自立的語言行動會大幅增加，此點是可確認的。

教師能驅使教育的方式運轉，把自閉兒的教育脫離模仿，而進入創造的方式進行，已受到強烈的要求。

普通的班級教育

問 在普通的班級裏，有自閉的孩子一起上課時，要如何進行輔導。雖然交流和統合思考的重要性，是可以理解的，但事實上擔任這種班級的老師，往往會遭遇種種的問題。希望能說明普通班級輔導的理想做法和基本做法。

答 有自閉兒時，他的具體障礙狀態、人際關係、社會性等方面都會有濃厚的出現，所以，給予的環境、對人的關係，及社會性的教育，這些方面均能成為教本。

惟有如此，在普通班級中，才能有成果的期待。這種主張，從歷史觀點來講，曾有一段相當熱烈的時期。

另外，也有不承認特殊教育的存在，認為孩子的教育，不管有何程度的障礙，就是要讓他進入普通的班級，接受正常教育的方式，持此信念而行動的人也為數不少。

在此種狀況中，孩子在上學時，接受的是普通班級的教育，對孩子的成長，確實能直接的幫上大忙，並有這種事例的出現。但也有事例著眼於和其他健康的兒童在發育上有很大的差別，卻勉強讓他入學的理由，讓人無法理解。

從這種意義上來說，大家都知道原則上的理念和理想，但一般而論「自閉兒該如何做」，以此種說法而不理會發育的狀況，或用千篇一律的處理方法，是大有問題的。無論選擇何種方式，以現實的問題來說，對自閉兒的成長發育，真能幫得上大忙嗎?所以，應該站在孩子的立場，來判斷事實。

在此，大部分自閉兒進入普通班級中，對某些活動實質上有可能參加，而在語言行動方面，也可和健康兒童交流。可是，在進行這樣期待的階段時，要把典型的事例，在腦海中描繪出來，以便轉換成實態的輔導。

1. 資訊收集上的努力

最基本的就是一個級任老師要充分的收集資訊，把有關輔導的要項和為了就學而寫的資料必須仔細看清楚。從協談中心及治療機構，以及前級任老師、雙親等，把發育的概要和該兒童的對待重點，問清楚也很重要。然後，和自閉兒接觸，用自己的眼睛來確認，再計畫在團體中要如何輔導，如此地立下工作方針來進行。

在最初的階段是相當重要的，不要讓自閉兒有不得已接受的態度，而應用讓他很高興的建設性接受和積極的態度才好。擔任的工作，在精神上要以安定的情感和孩子接觸，期能產生此種寬鬆心理。並使包括健康兒童在內的全體同學，能一同前進的學習狀況。

也就是，先決條件在於教師對自閉兒要有興趣，並能加以喜愛。假定這種出發點無誤，從基本上來說，再加上雙親的協助，必可讓自閉的孩子改變。

2. 一起輔導的努力

其次，就要以班上團體的一員來接受，基本上要讓他一起參加輔導及上課，此種努力也是很要緊的。如果經常到教室外，或許是為了確保安全，但老師不斷地跑上跑下，會在健康兒當中助長了差別感，恐怕反會有此種情況出現。最初，若不個別的叫名字，難免會耿耿於懷，就不會有所行動，而自閉兒的特有行動特性若能加以抑制，應有計畫的讓他朝此方向進展，這方面的努力也很重要。

當然對接受的年級也有關係，在學力方面，能發揮出和年齡一致的能力之例子極少。所以，在這一方面不要太過神經質的對待，能做的事就讓他自己去做，甚至成果要用長遠的眼光來看，還不如在人際關係及語言、行動方面的向上發展多加留心，那就會有整個人全面發育的狀況出現。從學力上來說，成果也能提高，行動異常現象會消失，通例是如此的。

另外，從個別的自閉孩子來看，有長處也有短處，固然缺點的修正是重要的，但若他有長處或自豪的才藝時，則多讓他參加此類的活動，使他有此班級一員的存在感也很重要。

級任老師要如何做比較好，重點如下：①醫學的處理。②教育推進的方法。③人際關係的調整。④接受社會的改善。希望用進步的計畫、施行、評估等為週期，快樂的輔導他。當輔導自閉兒逐漸有所改變時，那種成就感是相當愉快的。

居住設施的教育

問 我知道有自閉兒的專門設施，請問在此之內的輔導方式為何？又，最近在特殊教育設施中，有自閉傾向的孩子也可加入其中，請問在裏面的輔導和自閉兒的設施有不相同的輔導嗎？

答 1. 自閉兒設施的設置

自閉兒的專門設施，最初是以精神醫院的附屬機構形式設立，以醫療做為輔導的中心進行，然而由於為數不多，不容易有新醫院的設立。在日本，經過全國性雙親會的運動，在西元一九八二年，利用特殊教育的設施制度，設置了自閉兒設施。

在此，前者為第一種（醫療型）自閉兒設施；後者為第二種（福利型）自閉兒設施。前者是嚴重的必須做醫療的救濟，後者除此之外的人也可加入。當然，兩者的區別不明顯，所以，目前正在個別的實踐中，且在自我的設施中有自我判斷，看看是否有需要醫療救濟。現在，第一種設施有五所，第二種設施有三所。

2.自閉兒和精神耗弱兒的差別

把自閉兒和精神耗弱兒分離的理由，就是因為日常的生活適應不相同。在特殊教育的精神耗弱兒設施中，本來也有收容自閉傾向的孩子，然而，在裏面進行激烈的生活訓練，一味的接受而發育，只止於此種狀態。

可是，雙親所擔心的部分是精神耗弱兒的周圍狀況之掌握，及對人的意圖和要求的掌握，比較起來遠不如自閉兒。精神上的受容性，從乳幼兒期就不容易伸展，此點我們已了解，所以，利用一樣的輔導模式，來同時輔導精神耗弱兒和自閉兒並不理想。在學者中，則認為過團體生活時，個別的自閉兒，若和精神耗弱兒混在一起，其聯繫的功能比較理想。

只是實際上，將自閉兒和精神耗弱兒混合在一起時，就可知道有相當不一樣的生活狀態。

配合自閉兒的個別看護，要有耐心的邊做輔導，邊照顧精神耗弱兒。然而實際上，精神耗弱兒能和其他人好好相處，也能友善的一起過生活，但是，對自閉兒的欺負態度會出現，甚至會有和大人糾纏不清的情況。同時，對自閉兒的輔導方法感到不足時，他就不會自發的動起來。

相反地，把焦點對準精神耗弱兒，利用生活訓練及社會性培養的進度實施時，自閉兒會從輔導者所要求的範圍脫離，讓輔導者感覺措手不及，甚至忙不過來；此外，個別的奇怪行動或要求東西的表現會不斷產生，而使輔導者疲於奔命。

因此，對自閉兒的輔導，儘可能想到個別性的差異，再配合孩子的生活習慣，有彈性地對待他才是理想。也惟有如此，精神耗弱兒始能得到更多的團體生活。

3.輔導重點

當然，自閉兒設施及精神耗弱兒設施種類很多，不能一概而論。但我們所實踐且強調的有如下幾點，就算在精神耗弱兒設施中，也可以少量的接受。

(1)對個別的習慣不要強迫壓抑，而要緩慢的要求他改變。
(2)禁止他做危險的事或是危害他人的事。
(3)改變神經質的排泄。
(4)遇到恐慌、心情不好的時候，要改變地點或狀況。

(5)要積極的找尋能讓他精神安定下來的條件，對個別的要求則要充分理解。
(6)積極施行清潔的方法。
(7)不要隨意體罰或叱責孩子。
(8)要培養人際關係，有關輔導者的想法和意圖，應儘量讓他知道。
(9)要建立簡單的生活習慣，針對他容易懂的內容設立規則及日課表。
(10)要注意進行個別的健康管理。

和雙親的聯繫

問　對自閉兒的教育，雙親及教師間的聯繫很重要。和雙親當面溝通時，一個教師必要的基本態度為何。又，孩子的障礙要正確的認識，也要和孩子的雙親研究消除障礙，該用何種方法才有效果。

答　1.和雙親溝通時的基本態度

最了解孩子，同時對孩子的對待方法最熟練的是雙親，不管是多麼優秀的醫師或教師，絕對比不上打從孩子生下來，就每天和孩子生活在一起的雙親。然而，在深深的親情下支撐的親子關係，有時會導致看法太過主觀。

對這點，教師經常和孩子接觸，就能得到更正確的資訊。若雙親認為孩子有特性，則要適時提出建議。因為——

「母親是養育孩子的專家，教師則是教育的專家。所以，母親對自己的孩子最了解，如果母親自己本身有信心，做老師的，對每一個孩子絕對無法像母親一樣有深刻的了解。然而，卻因能和很多孩子接觸，所以，對自閉兒也有廣泛的知識及經驗。各自把所知道的資訊提供出來，以確定能使孩子轉好的教育，如果能這樣做是最好的。」

2.對孩子認識不足的雙親

入學之初，有位母親如此的描述自己的孩子。經過一些時日後，把孩子在學校

「在家裏什麼事都會做，甚至可用筆談來進行意思傳達；自己的事，不必他人教，他也會自己做；只是氣氛改變時，會感到不安，連平常會做的事，一時卻都做不來了。」

的情況說給他聽，她都不相信。在學校裏，有關身邊的處理及一切團體行動均需必要的輔助，不但無法使用筆談，連基本的色彩和形象的辨別，及身邊指示的話也難以理解的狀態。

教師對這位母親所做的是，對她的話都仔細的聆聽，而且不會當面否認，因為無論教師用什麼方式把問題點提出，恐怕她也聽不進去，縱然讓她看看孩子在學校的情況，也只會說「在家是做得來的！」「今天可能身體不適應吧！」之類的主觀解釋。

於是，就用「是呀！把家裏和學校間的差距彌補起來，不管在何處也都能發揮自己的能力，這是妳的孩子現在需要做的課題，所以在學校……」用這種方式，把學習課題拿給她看。

「不會做」這句話是禁忌。「今天到此為止，用此種方式學習」要讓孩子把所學習的客觀事實，傳達給母親看。

當孩子慢慢有改變之後，母親再也不會說出讓人感覺唐突的話。從此以後，也會把在家裏如何對待孩子的方式說出，關於家庭學習的具體課題也提出說明。也就是，要以養育態度為話題，不如把在學校所做的學習課題，以在家庭裏母親做不來的做為功課，實際的為自己做才能正確了解孩子的發育階段，也才會了解自己所說的話之矛盾，教師通常做如此的安排。

「在家裏什麼事都會做」，這句話的背面包含著「希望孩子都會做」的母親願望在內。只有在此關鍵點充分了解以後，才有耐心把孩子的實態發覺出來，這樣就能使母親確實的了解。

3.讓母親擔任家庭學習的輔導者

多半在學校的輔導時間內，要把對自閉兒的個別課題完成，是極為困難的。所以，把母親訓練成家庭學習的輔導者，並把家庭當成是學校的延續，這麼做是很有效的。

在學校上課的情形，要讓母親積極地參與；不只是參觀上課的情形，還應讓母親實際對孩子的個別輔導做體驗，使她習得家庭學習的方法。雖然，自己的輔導場面讓他人觀賞，會感覺極為不適，但是，要給予何種課題促使孩子發問來學習，光用語言的傳達是不夠的。實際上，由母親代替老師，完成教導者的角色時，對輔導孩子的方法及特徵都能了解。像這樣讓母親學習輔導法，使課題能在學校與家庭中持續進行，就可提高輔導的效果。

4.有關家庭學習所用教材的援助

在母親來說，她們會積極的學習如何輔導孩子之家庭學習，可是到底要給孩子做些什麼，自己卻不知道，屬於這種情況的人很多。所以，家庭學習用的教材，若由教師援助來製作時，要如何做呢？

依適應各個孩子的實態，先確立學習課題，要把教材的使用方法表示出來，這是教師所必須做的。例如：認知輔導用的各種猜謎教材，如圖畫卡、數字卡等。這些教材有必要準備，以適應孩子的學習，並且在日常的教育活動中，也可使用。要做猜謎的教材時，需有鋸子和小刀，至於準備的圖畫卡則要畫上圖案，而且可以印上各種東西；但是，這些對母親來說，都是極費心力的。因此，由教師來製作發揮專門性的特長，能給家長具體的援助。

如此一來，可使家長對教師的信賴感提高，而從母親的立場來看，對勞心費力所做的教材，將會極為珍惜的讓孩子玩。另外，利用自己所做的教材，也能幫助孩子的發育，這麼一來，就產生再做其他教材的意欲。

5.學校和雙親、雙親和雙親之間的聯繫

雙親和雙親之間的聯繫是重要的。因此，一定要使學校的氣氛愉快，才能讓雙親極輕鬆的走進來，關於這點，教師須有此顧慮。而新生的雙親和孤立的雙親，或其他的雙親之間，要搭個橋樑讓他們彼此認識，也是教師的責任。

此外，有重要的活動時，讓雙親也擔任一部分工作，那麼，學校和雙親之間就能打成一片。

在身心障礙班級來講，會得到更好的效果。例如：為孩子舉辦活動時，也讓雙親參加，可使親子間共同學習。因此，可以立下親子活動的輔導計畫及實踐方法，使他們一起活動，並使雙親和雙親之間的連帶感，也建立起來。

以上，是以特殊教育班級的級任老師和其他學校的老師共同實踐的內容。若無雙親的協助，身心障礙的教育是做不好的，這麼說並不過分。如果不是用開朗的心情，讓孩子進入班級中，就算教師很誠心的和他們接觸，也不肯把心扉打開的人，遇到這種情況老師就會焦躁，而失去了做老師的責任。所以，「一定要相信孩子能轉變，母親必定也能轉變。」這句話，耐心地去做。

第五章　語言與交流

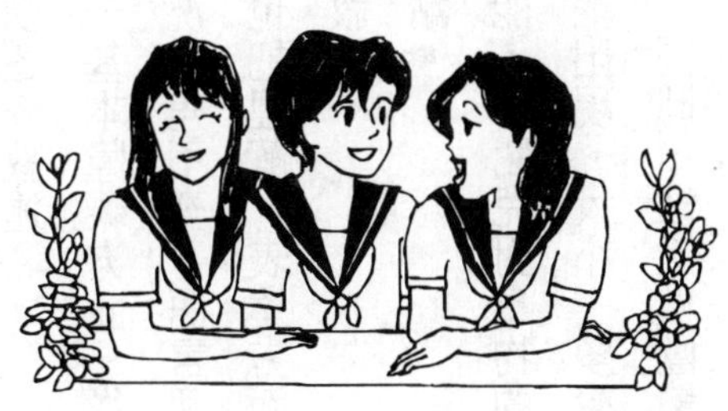

實踐總論——培育自閉兒

自閉症的特徵，是人際關係、語言、認知以及運動方面有障礙。同時，又有奇怪的反應及特異的興趣、固執等。惟各個孩子都不同，再加上年齡及障礙的程度，也會以各種型態出現。在以後的實踐章節裏，將把常見的特徵逐一敘述。

「語言、交流」是屬自閉症的語言、認知障礙說法的這一基本障礙方面。從沒有語言的狀態，到只有特異的特徵為止的狀態，所出現的情況參差不齊。語言理解的困難程度，以及社會交流成立的困難也都摘錄出來。在此也把理解、表達方面的輔導、語言以外的傳達和照話學話等特有特徵的輔導，一一敘述。

至於以交流為基礎時，則要仔細的進行，這是共通的要點。

「認知」就是指對外界的理解及認識，或許是知道的功能。自閉兒對事物的概念及關係性的理解，而且把這些驅使的行動也會歪斜又偏差地出現。大小、多少、上下、快慢等的理解及判斷，和其他能力比較起來較不均衡；同時，缺乏做團體遊戲的能力，以及動作模仿歪斜的認知障礙也都摘錄出來。由於所謂認知障礙的特徵為數甚多，所以就各項目的實踐中，找出各種啟示。

在此，將腦的發育和運動的障礙，多加注意的接觸，作為主要的解說。固然運動方面的改善需要時間，若持續的做，必有預期進步的事實，但必須耐心地進行。

對身邊自立及團體生活等參與的顧慮，這些在廣泛的社會規則下成立。自閉兒對於覬覦或恐慌的行動缺乏控制的能力，因此，往往和社會規則衝突，此時應從他們的特徵出發，把有關促進身邊自立的生活習慣調整過來，以參加團體和遊戲的教育為重點加以敘述。由於自閉症的關鍵就是對人的關係，最近說法不但要舉出，而且在這裡的事項，就是以人際關係及與社會的聯繫為基礎，因為在日常生活中來進行，所以不可把要點脫離，其接觸的方法才是最重要的。

有關「社會生活」，主要從學齡期後半段所受到重視的項目來敘述，也就是作業學習、就職、閒暇、性及結婚、在地區的生活等等，對自閉兒在社會自立的教育評估，及家庭分子該如何對應的事項。從幼年開始，就進行教育是很重要的。到了中學年齡以後，就根據以前的教養情況，時常配合著孩子來做仔細的探討和大膽的挑戰也是必須的。因為，在地區的生存方法不斷改變，所以，就用心的開拓精神來摸索，並找出現實的活路出來。

最後提到「行動偏差」，對突發狀況感到恐慌、覬覦、自傷、危害他人、感覺遊戲等的自我刺激行動、多動等，在自閉兒身上會常出現；因此，要舉出如何對應的行動，但如果過於認真也會增加困惑。大體上，不會有太大的變卦要付諸行動。至於行動前後周圍的存在，讓他成為如此的人（存在有變，行動也變）之觀點來解說。關於應付方法的改變，是包含構想的轉換，所以，構想的變化方法和具體的應付方法都要敘述，才能得到更大的勇氣。

實踐章節就是對這方面進行解說。然而，並非從那方面接觸，才是特別好的解說，追根究柢應先從了解孩子開始。

語言交流的發育

問 我班上有四名所謂的自閉孩子，雖然都是自閉症，可是每個的行動卻大有差別。在語言方面，有兩名不但不會說話，連指示也不能理解，而其他兩名雖能了解指示，但卻無會話能力。

聽說自閉孩子的特徵是語言障礙，請問是屬何種現象？

答

1.自閉兒的語言狀態

自從卡那對幼兒自閉症的詳細狀況記述以來，屬自閉兒重要症候群之一的語言行動障礙就被廣泛的承認。自閉兒的基本障礙不是在於「自閉」，而是以語言為中心的認知、概念形成的障礙，有很多人是這麼想的。

因為自閉症是一種症候群，語言行動的障礙也會呈現各種狀態出來。正如你所質疑的例子，他們的情況似乎有極大的個人差異。把從前至今的報告，關於敘述語言的狀態列記起來，計有如下的幾種。

- 不會說話或是話題極受限制。
- 雖然能理解話語，但對特別的抽象語之理解則極為困難。
- 有立刻就應聲，也有遲緩的應聲。
- 自言自語，或是一直反覆地說同樣的話。
- 主詞或人稱代名詞使用，有混亂現象。
- 構音、音調、節奏、音的高低、大小都有異常現象。
- 有自己造話的獨特說法。

• 助詞及助動詞的使用困難，造成構文的不成熟或順暢。
• 不會把聲音、動作或表情，當交流工具來使用。

2. 自閉兒語言行動的特徵

以上所說的狀態，把有關各個孩子的發育階段及經過不加以重視，可說是將自閉兒歸納成一個模式的特徵。會有多樣的語言狀態，主要是自閉兒有發育遲緩現象，同時似與通常的發達脫節，或有異常而產生的。

大部分的自閉兒都有說話遲緩現象，特別是無發語狀態被認為是問題所在。據說，約半數的自閉兒是屬無發語狀態，也就是無法得到會講話的意欲。這些孩子們對聲音的注意力很困難，也欠缺模仿種種社會行動的能力，再加上比手劃腳的身體語言、眼神等非語言行動的欠缺，造成其思考及象徵機能未發育之特徵一一出現。這些孩子會無語言表達的原因，有人認為是聲音的體制化（哭聲—高低的發聲—發聲的多樣化—呢喃的出現—單語的出現等發育的變化）和記號化（以聲音為記號，使用知覺）的能力欠缺所造成。這些孩子們在此種缺陷的情況下，就沒有使用語言的經驗。因此，錯過了說話的適應時期，而使語言發育的情況變糟。

又，雖然學會說話，正如前列所記的，有很多人有異常的障礙，所以，對於會說話的自閉兒，卻有以下異常特徵出現的情形：

⑴不會把說話做為社會交流的工具，也不會把動作和表情作交流的手段使用。

⑵就算聽見了對方的問話，也無反應，就無法進行交流的會話，自然不能相互溝通、對別人毫不關心。只是對同話題、同問題一再反覆的說出來罷了。

⑶常用固定的記號回答，再添加個人的意思，隱喻的說出特異話語等的模式。

有人把會說話自閉兒的語言特徵和精神發育的程度，分為遲滯群及發育群。在此的遲滯群，因為沒有自己創造語言來使用，所以，就會自言自語，或莫名其妙的應聲之類的自閉式語言症狀表現出來，而發育群也有同樣的症狀出現，這些症狀就被認為是語言重要的基礎。

語言理解力薄弱

問 在特教學校裏，所謂的自閉孩子中，有對問話沒有反應的孩子、對指示不聽從的孩子、對表情動作不能理解的孩子、雖稍許能理解語言，但不會擴展開來的孩子等，而在語言理解方面薄弱的孩子也包含在內。請問要使用何種課題，做何種的輔導，才能提高他們對語言的理解力。

答

1.自閉兒在語言理解方面較弱

不只不會說話而已，其全盤性的語言理解力薄弱，可說是自閉兒的特徵。關於這點，被認為有好幾種原因。

第一，自閉兒不容易注意聲音。因為自閉兒再感覺方面，被認為有顯著的鈍感或過敏的現象，因此，對聲音的刺激也是同樣的情形。例如：在這種孩子的背後大聲說話，也不會有任何反應，可是對於打開包裝紙的細小聲音，卻會有所反應，可見在聲音刺激反應方面有偏差。因此，對人所發的聲音會關心、注意的很少。

又，給予自閉兒很多線索時，其對一種線索會有反應的過剩選擇傾向，像對這種現象的聲音注意也有影響。也就是對身體振動視覺的線索會注意，或是只對一部分注意，但是，對全體的聲音刺激想要加以注意，則似乎有困難。

第二，對語言的意義無法注意。自閉兒對意義或概念不會注意，只是對語言、文字有背誦的傾向。就算自己會說話、看書，但並不會當作有意義的話來使用。所以，對滲入這些話的交談，也不會有適當的反應。

第三，本身沒有學習聽從指示，假定對聲音無法注意，那麼，對意義也無法注意，對聲音指示反應的行動就不會有了。

2. 語言理解的輔導

為了促進語言理解的輔導，一般以對物體的辨別學習，做為最基本的練習。

(1) 把東西接過來的學習

對老師所做的「給我」指示，把放在眼前的東西拿給老師的教導。開始時，必要適當的用手指指東西或抓他的手拿東西等類的幫助。俟學習有了進步，就把這種做法逐漸減少，光憑聲音指示，就可以用手把東西拿過來，要如此做才可以（以下的課題相同）。

(2) 利用視覺看著樣本學習

「試著把和這個同樣的東西拿給我」的此類指示，將老師所展示的同樣東西，從兩個種類的物品（如：圖畫卡片等）中選擇出來，交給老師的教導。開始時，把顏色迥異的物品對照著看，再把物品的用途、屬性等的象徵，對照著樣本來看的方式。

⑶聲音和物品的樣本對照著看的學習

「把○○東西拿給我」的指示，從兩種類的物品（如：圖畫卡片等）中，把指示的物品選擇出來，交給老師的教導。先從物品的名稱（名詞）開始，然後教導形容詞、動詞……等。

3.日常生活的處理方法

在日常生活中，要聽從語言的指示，可提高語言的理解力。開始時，做「過來」、「坐下」、「站起來」等簡單的指示。這時候須注意，一定要孩子注意發出指示的人，如果孩子沈浸在自我刺激行動時，會使外在的刺激不能進入的狀態，所以必須中斷他的行動才可。

其次是讓他注意聲音的指示，用動作加以反應。正如前述所說，自閉兒對聲音的注意極為困難，一定要使用簡單明瞭的話，同時用手指或肢體語言，甚至畫畫也可做為視覺的線索。至於複雜的指示，可先做動作給她看，讓他模仿著來做。在每日的課程中，用此種方式練習，若是這些孩子能照指示做動作時，要給予鼓勵；若一聽指示，即能自己做動作時，其他的線索就可以不再給他了。

缺乏語言表達力

問　對於很少說話的孩子、以前會說話而現在不會說話的孩子、說話很少而不會再發展的孩子、語言表達力極缺乏的孩子等，要如何來輔導呢？若是讓孩子模仿聲音說話，他們不但不會出聲且不肯開口。

答　有關學習說話，對自閉兒來說是極困難的問題之一。在做說話輔導時，會不會做聲音的模仿，可說是對以後語言輔導方向的分叉點。例如：聲音的模仿不順利時，一方面要做語言表達的幫助，同時利用文字、圖畫、照片、動作等非聲音的手段，來提高語言交流能力，朝著語言發育的上層，做必要的輔導。

但模仿動作和聲音時，動作模仿多半在聲音模仿之前教導，慢慢地再做聲音的模仿，這種做法比較有效果。

1.動作模仿的輔導

動作模仿的輔導，是對孩子常做的動作模仿，到新的動作模仿，從大的動作模仿到小的動作模仿，依此方式對孩子輔導，孩子較容易學習。又，對待東西的動作或身體的動作模仿，大致分成兩種。但基本上來說，一定要選擇孩子能做的事開始做起。不只是輔導場面而已，用手指遊戲、玩玩具的場面，都要在孩子喜愛的狀況下，邊做變化、邊做模仿輔導的常識。

從具體上來說，例如：做兩隻手向頭上舉起來的動作時，首先，輔導者要示範給孩子看，如果孩子不肯把手舉起來，就抓孩子的兩隻手向頭上舉起的輔導（身體的迅速動作）。開始時，把孩子的兩隻手拉起，需要很大的力氣，但慢慢地要把借助的力量減少（逐漸消失）。又例如：打鼓、把球放入箱內的動作，要以同樣的方式輔導，這時候要注意借助只在必要的最小限度內施行。

2.聲音模仿的輔導

當動作模仿有了某些程度的進步之後，一方面要繼續做這一方面的輔導，一方面要做和聲音模仿有關的輔導。例如：口形模仿，把風車「呼！」一邊吹邊說，或「咚！」一邊說邊讓他打鼓，透過模仿的輔導來引導他進入聲音的模仿。初期就要來進行，孩子常出聲及比較喜歡模仿的母音，做聲音模仿輔導。

就算極少模仿聲音來說，在受到要求或心情快樂的時候會發聲，一是要使發聲確實才可以，同時也需知道強迫發聲，會造成反效果的情況很多。

就算做了聲音模仿的輔導，對聲音的模仿及東西的名稱有可能說出來時，也不能直接當作交流的媒介，還必須有更實用的實際會話輔導。從孩子所表示的少許內容，或孩子獨特的表情，就孩子所做的事或想要的東西來推測後，對孩子的要求，隨時都能給他滿足。可是這種做法，結果只會把孩子傳達方法的幅度變窄，而且有可能成為固定化的習性。若孩子灰心、放棄、什麼輔導都沒有用時，就算在短時間內（例如：五～六秒）也要等孩子的行動，給孩子有發聲的機會。如果這時候沒有發聲的現象，要做示範發聲給他聽；當知道孩子想要的東西時，我們可以如此說，這就是將傳達方法輔導給他的最佳時機。

對於不說話的孩子，不一定馬上要做模仿的輔導；在輔導之前，必須讓他學習基本的態度，以及人際關係必須有某程度的成立。能注意他人，並且對簡單的指示能予回應，是輔導上必要的條件。不只是聲音模仿的輔導而已，也可以試著提高交流的意欲，對語言的理解和概念的獲得等來說，全盤語言的輔導是不可欠缺的。

和不說話孩子的交流

問 對想要的東西，就拉你的手去幫他拿那樣東西，可是簡單的指示會聽從的孩子，卻幾乎不說話。聽說和這種不說話的孩子，有使用聲音以外的交流方法，到底是什麼方法呢？請說明這個方法的特徵。

答 對說話交流困難的孩子，在語言輔導方面，有用文字或利用圖畫的方式。所以，對聽話有障礙、發聲器官有障礙，或因腦性麻痺造成構音困難的人，很早就使用這種交流方法。利用文字或圖畫，能使理解力及表達力變得容易，也可謀求意思的溝通，以提高語言能力的輔導。

除了這方法外，最近自閉兒的語言輔導，引人注意的就是從前被做為聽覺障礙交流方法的表達動作訊號。從一九六〇年代後期，以北美與歐洲為中心進行研究，在學校裏對不說話的自閉兒及重度精神遲滯兒的語言輔導，也都使用這種訊號。

1.引導訊號的理由及輔導的效果

有關自閉兒的語言輔導，引入的理由有：

○雖長期間做語言的輔導，但是，學說話卻極困難的孩子。

○就算有語言輔導的效果出現，可是效果卻和輔導的長期間不成比例。

○日常生活的一般化有困難。

例舉如下：自閉兒對訊號輔導，不但只是會使用訊號（理解與表達）而已，也能和他人溝通。已有訊號輔導效果的研究報告提出。

○隨著利用訊號交流能力的增強，自傷及問題行動會減少。

○做訊號輔導的孩子中，慢慢地對語言的理解及表達變成可能者，為數不少。

2.訊號語言的優點

自閉孩子對說話的理解力是極困難的，但對比手劃腳的理解力卻較好。理由之一被認為是和說話比較起來，訊號和訊號表示物（事）之間，有較高且具體的關聯性，是這種訊號的特徵。對輔導者來說，其他有助於孩子說話的幫助是極困難的，但若用訊號表達的幫助，就變得較容易。再者，這種幫助不只是訊號學習的一方面而已，其對孩子自身也要直接推動。所以，不依賴語言的相互交流，再幫助過程中會加深兩者的關係，這點是不容忽視的。

像這類自閉兒的特性、訊號所擁有的特徵以及輔導方法等等之外，利用訊號輔導，也可說有促進說話的效果存在，這就是訊號語言的優點。

3.訊號語言的輔導方法

為了促進自發的訊號表達，要把要求作有計劃的設定，來進行要求表現訊號的輔導。例如：把孩子愛吃的糖果及愛玩的玩具，放在小孩拿不到的地方，若是他想要得到這些東西，就要用訊號來表示出來，這時就可用訊號來輔導。（訊號具體的例子就是，將兩隻手重疊表示「給我」；一隻手拿杯子做出喝的動作，就表示要喝果汁或牛奶；做出開車的動作時，表示要玩玩具車等。）然後，隨著自發訊號的增加，也要把聲音模仿的輔導組合進去。在此，語言不一定用模仿的方式來做，只是會做出語言模仿時，將使用訊號的方法，要漸次的減少，以做語言表達的輔導。

4.今後訊號語言輔導的課題

對於哪一種特性的孩子，什麼時候開始做訊號語言的輔導，而幫助訊號語言獲得的要因為何？因此，訊號和語言有何關聯性等，成為必須檢討的重要問題。

照話學話

問　有兩位有照話學話現象的自閉兒，其中一名「想要什麼？」會用詢問的語氣提出要求，另一名則多半「照話學話」，對平常電視播放的廣告用語會照著學。請問遇到這種情況，要如何輔導呢？

答　1.照話學話的特徵

在自閉兒中，常見到模仿他人口型說話的方法稱為「照話學話」，專門用語是「應聲」或「反響語言」。對於會說話的自閉兒，有四分之三在幼少期時，有照話學話的現象出現，正如報告中常說的，是屬自閉兒的語言特徵之一。如果是隨時照話學話，稱為「即時回音」，而若隔了一段時間之後，再模仿別人說過的話，則稱為「遲滯回音」。

然而，若這種情況在語言發育的過度期出現，則和照話學話的意義，是有所區別的。自閉兒的照話學話情況有很多種，可按以下的情形來看。

(1)說話只是表層的單純反覆。

(2)和健康兒童在語言學習期中照話學話的情形比較起來，有長期間持續者。

(3)其他交流本身未成熟的部分很多。

有關孩子在語言變化的探討研究上，認為照話學話雖會長期間持續著，但正如所詢問的事例來做要求，或是次第地應答，對答會增加的例子也不少。這種情況，也許可以成為自閉兒照話學話輔導的線索吧！

2. 對於照話學話情況的處理

有關照話學話的意義和原因，尚未有定論。至於「在什麼時候？」這點就有以下的說法，那就是沒有學過語言者，要如何對質問及指示反應，因此，就容易出現照話學話的情形。從此觀點來看，就有如下的處理方式。

(1)要教導他「不知道」的用語

不是一味教導有關適當的應答，而對於所提出的質問或指示不知如何應答時，就用「不知道」的一般性回答方法教導他。

這時，首先要準備孩子無法回答的問題，或是日常的質問及指示的意義。在輔導之時，做了質問及指示之後，輔導員要先說「不知道」，當孩子也用「不知道」做照話學話時，要讓孩子知道這是適當的回答，並且應稱讚小孩子（回饋）。

按這個方式反覆去做，輔導者要次第地把「不知道」的做法減少，也就是「不知…」、「不……」等等，說了簡短的不知或不之後，讓孩子自己說出「不知道」的這種方式來輔導。

這是經過研究成功的方法，除了輔導、質問以外，用這種方式的對答，能擴大為一般會話的報告也被提出。要實踐之時，應利用適當的機會，把同樣種類的方法合併來實施。

(2)教導適當的應答

就是對日常使用的質問或指示，不是用照話學話的方法，而是用適當應答的方式教導。方法同前。在質問及指示後，適當的應答話語由輔導員說出（例如：要去哪裏？教室），把應答部分予以照話學話後，若孩子會回答（「教室」），就要誇讚他，並且一再反覆地做。

開始時，限定用日常生活的話題，把會話項目控制在最低限制內實施，就不至造成混亂。對應答部分會加以模仿時，也及時在語調模仿上下工夫，試試看吧！

3.其他的留意事項

以上就是自閉兒照話學話（模仿）的積極教導方法，基本上是讓孩子的交流能力擴大，所以，當孩子對要求的語句有了回答出現時，教導者應好好的誇獎孩子。先安排彼此容易溝通的活動來教導表達的方法，把親身的會話體驗和語言的實感連結，這種學習方法，用有組織的方式安排是很重要的。

獨特的說話方法

問 我那對於簡單的問題能慢慢回答的自閉女兒，雖已經能說很多話，可是說話的方式，一點抑揚頓挫的意義也沒有。而且對同樣的事，會連續說很多次。每次說一回，就一定要回答，請問對於這一點要如何輔導才好呢？

答

1.關於說話方法的問題

自閉孩子說話方法的特徵，有如下幾點：

•用細小的聲音說話。•用高調的聲音說話。•用沒有抑揚的同一音調說話，而在語句的最後，又可能會產生高調的獨特抑揚說話方法。•用類似缺少助詞的電報體說話。•反覆地說同一件事。

這些都是讓聽者感到奇怪的說話方法。

如果聲音有特徵時，其對特定的聲音會有嫌惡與一致感的情況。例如：討厭大聲音的孩子，就會用細小的聲音說話；討厭低音調的孩子，就會用高音調說話；然而，說話聲音的異常，多半是臨時性的。

對聲音的抑揚有口腔問題的說話方法，對這個孩子而言，「被強迫說話」的情況較多，因為其對說話的意欲薄弱，而受到旁人的強迫才把話說出。仍會用毫無感情的話、一個調子的說話方法，或是獨特的抑揚說話方式。

有些孩子把同一句話反覆地說或反覆地問，這種說話方法並非有要對方回答的期待而發出的。自閉孩子常見的自我刺激行動，是同樣的有關意思的傳達或相互交涉的說話，並沒有本來的機能。然而，多半像這種發語是一致性的，所以先觀察一段語言發育的經過後，再來進行輔導。

2.輔導的留意事項

通常在說話方面有問題的自閉兒，不只是語言有遲緩或偏差而已，其他的自閉症狀也殘留下來。例如：不看對方的臉來回答問題或打招呼，反覆說出和情況無關係的語句，這也可說是社會性的發育遲緩及人際關係的障礙而產生的問題行動。然而，光想要改善說話方法，做為輔導的目標是不恰當的。應該對減輕自閉的症狀和得到理想行動的輔導中，要抓住機會以謀求改善說話的方法。至於最基本的輔導，就是讓孩子知道說話是很快樂的。要讓他理解，利用說話和他人交流，是能幫上大忙的行為。例如：喜歡玩彈簧墊的孩子，可從教室內的學習，轉移到放有彈簧墊的房間。也就是在說話方法的輔導中，進行場所的轉移。首先，輔導者要問下一步做什麼？以每一個步調為目標來回答的方法，其輔導法如下：

⑴第一步調「彈簧墊」，如沒有應答，就用動作表示來引導他模仿。

⑵第二步調「跳彈簧墊」，繼續做擴充的模仿。當孩子說：「跳彈簧墊」時，輔導者就做「跳彈簧墊」的動作，讓他模仿。

第二步調可做各種表達方法的輔導。

此時，需留意的是儘可能用配合孩子年齡的說法，用身體來表示。又，如果聲音的抑揚有奇異之處，在這個階段就要做修正模仿，也就是用平常抑揚的音調表示，讓孩子重新學習說話。只是這種做法，對孩子而言是不會覺得快樂的，所以，怕會有喪失說話的危險性。因此，要安排孩子非常喜歡的教材，進行輔助教導是為重點。

不易使用的抽象語言

問　對身旁物品的名稱，及基本動詞都能理解，而且在日常生活中也能使用，可是卻不會用表露感情的話。同時，對「什麼時候？」「什麼地方？」「為什麼？」

等的問題，不會回答。請問要用哪一種方式來輔導？

答

1.使用抽象語言的困難

和應聲一樣，對自閉兒的語言造成特徵的就是不易了解和使用抽象語言。要看懂表示物體的名稱，和表示會動的動詞比較起來，則表示感情的話以及表示空間、時間概念的話、抽象名辭等之學習是非常困難的。

就算對於能比較順利地增加語言的機能，且具高水準的孩子來說，也一定會遇到這方面的阻礙。

當遇到周圍的各種事物、現象而表示關心時，就會有提出「這是什麼？」「為什麼會這樣？」如此的問題。若能到達這種發育階段，就會依照自己的方式學習語言，說話也會急速的增加。只是，當達到對外界關心的發育階段時，包括抽象語言在內的各種話語，就要一句一句仔細、耐心的教導，這是有必要如此做的。而且，輔導儘可能在早期開始才理想。

2.輔導內容

一九七七年，洛瓦斯對有關學習抽象語言的輔導進度，用如下的內容構成。

⑴和事物的空間有關係，所表示的話（橫、上、下、中、前、後等）。

⑵代名詞（我、你等的人稱代名詞。我的、你的等之所有代名詞）。

⑶關於時間的話。

⑷各種概念（色、形、大小、速度、數量、相同、不是、是、不是等）。

以上各例加上有關時間的話，也必須輔導，例如：「昨天、今天、明天」、「早上、中午、晚上」等和每天的生活有關的話。

如果把有關「要、不要、不可以」等表示意思的話，在更早的時期就學習，將可使語言的使用得到更多的經驗與機會，而使用的頻率也會增加。並把「痛、癢、熱、冷」等表示感覺的話，也適應著狀況使用，把不快樂的狀態，也變成快樂。如此一來，對孩子必能幫上大忙，促使學習的速度加快。雙親或教師經常說這些話，可讓孩子對狀態容易了解，更能適切地處理，而產生相互作用的理想結果。

為了更進一步的培養會話能力，「什麼時候在什麼地方和誰做些什麼？」之類的話，有必要一再的回答練習。為了使孩子能對問題加以回答，更必須把時間、場所、人物等的表示加以培養為學習之前提。

3. 輔導的留意事項

輔導方法的重點從「理解」到「表達」來進展，利用身旁各種題材，對要教導的語言表示事態，儘可能用具體的指示使之了解。當大體上都能了解後，再來設定使用此語言的狀況，以進行表達的練習。

要教導新的話語，可利用個別或少數人的學習情況，來進行教導比較容易。在個別學習的情況下，把新學的話能使之理解並能表現出時，為了使這些話的使用機會增多，則在家庭及學校方面要刻意的製造。如此，在個別學習情況下，學習的話能在不同場合的使用經驗增加，語言就可固定起來。至於教導極為困難的抽象名詞（如：「勇氣」），就要用圖畫、教科書或電視畫面，把相關的話語選出來加以說明。這時候，孩子或許無法理解，只是把有關這句話的聲音記憶起來。那麼，下一次有同樣的語句出現時，就會加以注意；而在各種的狀況下，同樣的語句連續多次聽到、唸到，慢慢地就能懂得這句話的意義。

第六章　認知與學習

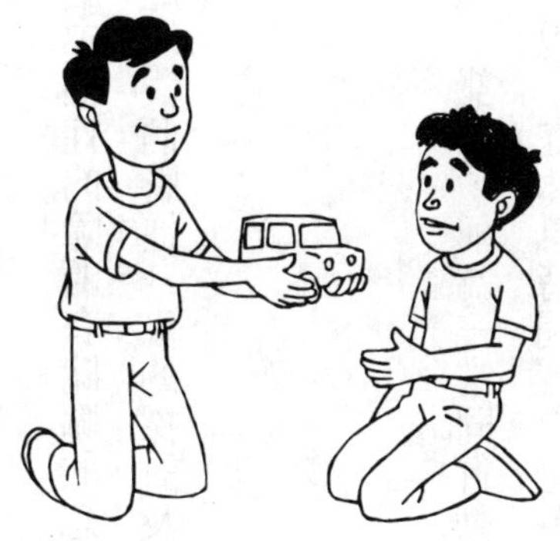

感覺方面的偏差

問 在自閉兒中，對光會用手遮著看、搖動身體、旋轉手或腳，對這些方面的感覺會很沈迷。又相反地，對特別的聲音會害怕而不願聽到，而對會造成刺激的事，也會避開；對這種在感覺方面有偏差的孩子，請問該如何輔導？

答 像這些「在感覺方面偏差的行動」，可以大腦中樞性的障礙有關聯的想法來看，但現在這些行動，對這些孩子有何種意義？在此，我們將進一步的探討及研究處理方法。

1.擁有何種意義

對感覺特別反應的行動，多半會反覆推動身體的一部分，稱為「常同行動」。只是這種行動，有時具有打發時間的意義，可以這麼說，在休息時間或自由時間，輔導者在輔導其他的孩子，使得上課中出現了無事可做的情形，就會有這種打發時間的動作。

對應該不會有什麼刺激的東西或事物感到害怕，而不願意接觸，以避開這種刺激，其所做的行動就是迴避行動或逃避行動。自閉兒天生對刺激有過剩的敏感性。因此，看起來應該不會有的刺激，對孩子卻是非常強烈，甚至非常討厭這種刺激，所以，會想到逃開這種刺激。例如：先前所述的常同行動，有時也會當做刺激的迴避行動來做。當輔導者太靠近孩子時，或者聲音太大時，或給孩子的課題太難時，孩子會埋頭於常同行動，以避開此種刺激。

2. 輔導的觀點

我們對孩子做輔導時，先提出指示，再拿出教材，並適時誇獎對各種刺激的表示。若輔導者呈現的刺激，孩子不能接受時，輔導關係就不容易成立。所以，所謂「感覺方面的偏差」的各種行動，通常會成為被輔導者要接受刺激的妨害行動，我們應嘗試讓這種行動消失。但是，並不只是以消失為目的，而要讓孩子學到適當的行動，才是真正的目的。

那麼，有關這兩種類的行動要如何應付，我們將在下面探討。

3.有關打發時間行動的處理

孩子無事可做的狀況中，所產生的是打發時間的行動。例如：輔導者就算給孩子一些教材或課題，對孩子可說是毫無意義時，那麼，等於沒有給孩子什麼。遇到這種情況，首先要引導孩子做其他的活動，如果孩子依然沈迷於常同行動時，就用手按住讓他停止運動，再做其他的課題或活動。

如果沒有孩子能做的課題時，則可和輔導者兩個人一起運動，如此成為常同行動的活動對象者也有。例如：孩子對手振動的感覺有所喜愛時，就輕輕地拿起孩子的手，讓他握著輔導者的手不斷地振動。

4.對迴避或逃避行動的處理

如果有迴避或逃避的行動產生時，一定會有想逃避或討厭的刺激存在，首先要找出這種刺激。它可能是特定的聲音或人的接近，抑或是遇到困難的課題或輔導者的指示。如果課題及指示太難時，就先要把課題的難易度下降，再慢慢地把難易度提高。如果是因為聲音或人物時，就要從薄弱的刺激開始，慢慢地讓他習慣；只是和人在一起時，想改變刺激的強度是比較困難的。例如：對從正面接近時會感到討厭的孩子，就可從後面接近。普通不會接近人，但是，為了拿高處的東西，就會接近人的情況也有。

像這樣儘可能找出孩子抵抗的原因，找出之後再從這裏開始。這時候，要先做微弱、短暫的接觸。慢慢地延長接觸的時間。通常並不是讓他習慣嫌惡的刺激，而是有時抓癢或做孩子喜好的活動，在此種情況襯托下，再慢慢導入這種刺激，使他對刺激感覺的痛苦程度減少。

認知發育的遲緩與偏差

問　對較小的自閉兒而言，有些人不會用手指表示，也有些人不會模仿，或許他們有特別描繪的模型，但對認知方面則有遲緩與偏差的傾向。對孩子認知發育的這些特徵，該如何讓他學習。

答　年紀較小的自閉兒認知發育，若只是因認知發育的遲緩所造成，則這種自閉孩子有兩種凸顯的特徵：

1.認知發育的遲緩

因認知發育的遲緩所造成的不敢認生、不會用手指表示、不會模仿等，一一被列舉出來。而自閉孩子中，有潛在認知能力很高及很低的人，而他們只是因為從出生開始就「不願和人接觸」，因此，在這方面無法發育。同時，這種現象也讓人覺得意外，可是自閉兒對周圍的刺激，或普通人的接近，都可能會產生過敏。

普通的嬰兒肚子餓時，或尿布濕時，常會哭著叫母親過來。這是因為母親餵奶或換尿布後，是極舒服的事，所以，普通的嬰兒會把舒服的心情和「母親」聯想在一起。可是自閉的嬰兒，一開始就「討厭別人」，而偏偏當他哭泣的時候母親就會過來，他是非常不願意面對此情況，所以，慢慢地自閉的嬰兒就不哭了。

又從客觀上來說，是一個和藹可親的母親，對自閉兒卻屬不同意義的存在，也沒有必要從他人來區別，所以，不會有認生的現象。加上他們把意思傳達給別人的想法很少，因此，用手指或說話的情況更加緩慢；連帶地，對他人也毫不關心，當然自己也不會自動模仿，像這樣的自閉兒之語言能力，就會不斷地遲緩下來。

那麼，到底要如何做才好呢？當孩子想要「學習」某事的時候，必然有人對其刺激。所以，有必要讓自閉的孩子喜愛人。當然，要求他們主動和他人接觸是不容易的；因此，開始時要自動和孩子接觸，這是惟一的方法。但在此列舉的問題，隨著認知能力的提高，一般會次第地減少。

2. 認知發育的偏差

至於自閉兒特有的認知發育偏差，例如：有時對關係概念未發達、語言使用錯誤、會沈溺特定的事物等等，都有所概括。

所謂關係概念的未發育，是指大小、長短等的比較概念，前後、左右的空間概念，昨天、今天、明天的時間概念，在和其他的理解力比較起來，有顯著低劣的狀況。

至於語言使用錯誤，例如：想吃巧克力時，竟說出「給你巧克力」的話，使自己和對方的立場無法替換的現象發生。在同樣的理由下，對於助詞無法正確使用的孩子也有。

而對特定物會很沈迷的情況中，常會按特定的順序把玩具排成一列，或每次都描繪同一個圖案等。

因此，首先要了解這種認知發育的偏差，而後再想如何讓自閉的孩子學習。對關係概念之未發育，則可利用適當的輔助教材。例如：對前後不會分辨的孩子時，在這個孩子的身上貼上寫有「前」、「後」的紙，讓他自己的方向改變，則前後關係也會改變等，利用學習經驗來得知。

關於語言問題，也可用圖畫卡或文字卡來學習正確的文章。

最後，對於孩子沈迷的事，要讓它消除或減少，例如：自閉孩子的手會緊握繩子而且不肯放手，那就每天剪短一點點，最後讓繩子消失，或是把他熱心排列的洗髮精瓶子，改成黏土娃娃也可。

認知方面的特徵

問 聽說自閉兒很喜愛玩水，但對文字、數字、記號等會很著迷的人也不少。像這種情況的孩子，可能是孩子在認知方面有特徵而產生的吧！對於這種行動特徵要如何處理，改善的方法為何。

答 這種孩子常對文字及數字能依順序簡單地唸出或寫出，甚至連道路標誌、各種訊號都能記起，讓人覺得他們有很高的能力。然而，若只是把同樣的情況反覆地做，則缺乏發展性，對這個行動太過執著，導致妨礙其他行動學習的情況也有。而且，聽說「靠自己的經驗，把意義導出」之類的把想要體驗之各種感覺統合成一種易解的事，對他們而言是做不來的。所以，對於要如何處理固執行動，和謀求其他行動的統合，有如下幾項重點。

1.要積極的使用「獎品」

就算在其他情況也無法和你和好相處，可是孩子在做固執行動的時候，有不太受阻礙的現象，所以，對這個孩子能很靈巧的讓他繼續固執行動，並多製造些機會給他，對孩子來說，就已是得到最好的獎品。

如果對圖畫書上所畫的東西，能說出其一或寫一個數字，則以獎品做為基礎，來形成新的行動。

假定是繼續不斷地做旋轉的固執行動，卻無法直接使用獎品，你就加入他的旋轉行動中，而在這個情況下，改變孩子的情況就變得容易多了。

2.以固執行動為基礎，來謀求理想的行動

例如：對數字會固執時，光是會唸、會寫，對於「數字的學習」只是能做的一部分，一般大都是如此的情形。此外，對數唱和物的對應，以及所聽到的數字和寫出數字的比較等，將「數字」讓他實際使用，則是必須學會的行動。這些行動能成為一種可應對各種問題的形態時，才算是「數字的學習」之形成。

所以，對於孩子沈迷的讀、寫之行動，以此做為基礎，然後加上「獎品」之輔助使用，同時進行彈性的「數字的學習」才是理想之策。

3.提高和其他行動的關聯性，使之形成實用的行動

所形成的行動，可成為其他行動的線索。相反地，利用其他行動的線索，再來做適切的行動，要以此方式交替地做。換言之，這不是孤立的能力訓練，而是要在日常生活中，當做十分活用的行動，使之實用化。

例如：做「數字學習」的時候，母親稍加幫忙；買東西、端菜的時候，就做出「能做家事的孩子是好孩子」的行動來，如此孩子會覺得有很大的面子。

又如在運動、唸書、寫字之時，若有某些部分讓孩子覺得極困難時，就應加入「數」的唸、寫，增加數字出現的機會，來激發孩子自動自發的行動。

所以，假定沒有能勝過孩子固執行動的有吸引力「獎品」時，老師或母親的教育，絕對不會出現理想的狀態。除上述之外，或許可找出其他的「獎品」，經由周圍的人去發覺或創作，也極為重要。

記憶與注意力的特徵

問　對日曆及時刻表的記憶力很好，或是對交通號誌、天氣預告等的記憶力也極強，並且也能寫出來。可是，對於記憶其他事情，卻不得要領。像這種不均衡的發展，該如何看待？又，若想讓孩子發育均衡，應如何做？

答　**1.興趣的偏差及能力的不均衡**

所謂的自閉兒，有的正如你所質問的那樣，對特定的事能特別地記憶起來，但是，他只能把注意力集中於這件事，通常我們可以看到這樣的情形。

例如：能力較高的孩子，可以把時刻表或地圖的內容，詳細地記憶起來；能力較低的孩子，在組合拼圖或積木時，經常會做出固定的模型出來，也會讓人誤認其能力很高。然而，只有對這些事情的能力較高，卻對其他智能的活動及日常行動，仍有各種問題存在。

自閉兒做智能測驗時（WISC），對於「數唱」（對方所說的數列，能跟著說出來）和在語言性的下位測驗時，通常都有很好的成績表現，這就表示有良好的機械式記憶力的結果。同時，「積木模型」（把卡片上所出現的圖形，從零亂的積木中，組合出同樣的圖形來）有訓練視覺上、空間上的認知能力。

像這樣的自閉兒，對日曆及時刻表能背誦得那麼熟的原因，是所謂的能力小島這個部分發揮出高機能所致。

普通的嬰幼兒，會對母親或周圍的孩子所做的活動表示關心，而想做出同樣的動作來。可是自閉兒對他人，從未想過要加以干涉，甚至有避開他人的傾向。由於興趣的範圍無法擴大，所以，對變化少的東西會表示關心與注意，或是對自己能做好的事情，表示興趣而已。

又，自閉兒會把玩具車，每次都依一貫順序加以排列，只是限定玩的模型，或對特定的事物（車子的牌照）會注意，這就是固執傾向。如此，對特定的事物才能把注意力集中，也自然地在特定的技能上，會有顯著的潛能出現。再者，自閉兒把日曆記起來之後，會受到雙親及周圍孩子的誇獎，於是就對這一方面更加注意、關心，如此一來，對這一方面的記憶慾望，也就更加強烈。

像這樣，自閉症兒對特定的事情，看起來似乎有注意力過分集中的現象，而對輔導者所提出的語言課題就無法注意，會有這種情況產生。

2.只注意特定事物，若要讓他注意別的事物應如何做

自閉兒會很頻繁地做一件事，且注意力很集中，正如前述，這是因為他對這些事很拿手，做起來覺得很得意，同時刺激也吸引著他。

所以，把孩子得意的活動包括在內的學習內容，是輔導者要考慮、注意的，也就是，儘可能把學習課題，變成學習最得意活動的形態，這樣，才能引導孩子積極地學習。例如：對拼圖極為拿手的孩子，就把文字模型，做成拼圖教材的形態來輔導。對關於語言、聽覺這方面最不拿手的課題時，可以將視覺上的東西加以強調，

採順勢教導孩子的方法。

對於孩子認為最拿手、最得意的活動，可安排在孩子有必要做不拿手的活動之後再進行，如此則有強化的作用。因此，對於固執的行動，不能一開始就認為會造成妨礙學習的活動，這是很不適當的方式。

然而，只是對特定的事情，才會有興趣及集中注意力的傾向，對輔導者進行的課題，完全不加以注意的狀況，將會導致推進全盤發育的機會消失。所以，輔導者一定要成為孩子能注意的對象，促使孩子的人際關係更為緊密才好。

同時，對輔導者提出的語言刺激及課題都能關心，讓他把注意力轉移到新的行動上，這是一項有其必要性的訓練。

學習方面的問題(之一)

問 在自閉兒中，若想要讓他畫畫、寫字，卻毫無此種意欲。或者雖會畫人物，但一次只畫上了臉，就說「我畫好了」，而不願意再繼續畫。對於寫國字很拿手，可是書寫的筆劃很奇怪，或許是有特定錯誤的怪癖，對這種孩子要如何輔導。

答

1. 關於描繪行動的困難性

(1)必須了解這類孩子對描繪的意欲缺乏

當他看到雙親及兄弟在描繪某些東西的時候，一般滿一歲的嬰兒多半會模仿別人描繪東西，可是自閉兒因為模仿傾向缺乏，不會去觀察家人的行動，自己也不會模仿別人的行動。所以，可以說自發性的欠缺是第一個困難性。

(2)自閉兒對變化少的東西較會注意

自閉兒本身所注意的刺激模型，像電視、街道上同形態所提示的商標（註冊商標）等為代表性。對於文字注音符號不如國字，書寫體不如印刷體等，對變化少的東西比較會注意。他們所被吸引的刺激，包括模仿在內，和他們全盤的發育毫無關係，卻容易顯著的突出。所以，在還無法正確操作鉛筆的情況下，書寫國字的行動已出現了。

(3)一旦有了自己的描繪方式，就會反覆地描繪這種模型

開始有固執性的問題存在。其實，固執性並非是自閉兒所特有，連腦障礙兒也有這種傾向的特徵。然而，特別是自閉兒在反覆而固執地進行同一行動時，不容易受到周圍的刺激而打斷，這是情動安定特別顯著的效果出現所致。一般說來，如果將孩子的固執反應，強制性制止或把他誘導到另外的行動上，則可能會引起恐慌的狀態。正因為如此，這種難以處理的情況才會成為大問題。

2.沒有意欲行動時的輔導

如果對外界給予的搖動（彈簧墊、抱著他振動等）和自發性的動作，係屬全盤性的無氣力狀態時，輔導者有必要供應孩子喜愛的東西及動作的提示，加以應付操作。

若多動傾向非常顯著時，要誘導他坐在椅子上，在桌子上放置他有興趣的拼圖課題，利用這種方式，試圖讓他坐在椅子上的時間延長。

當自發的活動意欲提高時，就拿水溶性的奇異筆給他，這時只要付出極小的努力，就有可能將他的表達意欲導入教材內，應可以做此種提高描繪意欲的嘗試。

另外，如果肩膀太過緊張，以致手指無法用力時，就輕輕地按住孩子的肩膀，這種輔助的方式是很有效的。

特別要注意的是，當孩子描繪能力及意欲低落時，則開始時不論描繪什麼，都不要過分計較才好。

3. 對於固定人物畫的輔導

對第一次描繪的同物畫情況中，想要改變畫的形態是極為困難的。先讓孩子做「畫圓圈」、「畫小圓圈」、「畫三角形」等這種和畫人物不同筆調的練習。如果孩子自己畫有困難時，可以先打上點，再讓他把點和點連接起來，在轉彎時畫上○的記號，以提醒孩子該轉彎了，必須要加以考慮做這種的輔助。

例如：「現在是大圓圈」、「小圓圈裏再畫小圓圈」、「眼睛畫好了」、「現在要畫三角形」、「鼻子也畫好了」……等，按這樣的步驟練習描繪。也就是說，每一次可以不依同樣的順序描繪。

至於，有稍微發育程度的孩子，對於他能自動描繪的二～三個部分可以略加輔導，讓他模仿你所畫的，也是很有效的方法。

4. 文字書寫筆劃的輔導

從直線的描繪開始，再來練習斜線及曲線，其次練習寫字範本，最後照著課本寫字。對於孩子不認識的字，要一劃一劃地教他，在他自己書寫的時候，也要在一旁提示，使他能正確地寫出來。

學習方面的問題（之二）

問 讓孩子唸文章的時候，A小孩只會一字一字結結巴巴地唸出來，B小孩在唸的過程中，會把文章裏沒有的文字唸出，而C小孩則唸得很順暢，可是問他有關文章內容的問題，他卻無法回答。像這樣的情況，該如何輔導呢。

答 將總算會唸文章的自閉兒，依如下的輔導階段，讓他們唸簡單的文章，就會有A小孩、B小孩及C小孩這樣的問題出現。

1.結結巴巴唸書的孩子

像A小孩的問題，要讓他唸文章，不是一看到文字就發出聲音而已，而要將文字用單語或一小節為單位讓他認識，然後再配合著這些單位，加上呼吸或音調的韻律，將文章用聲音展現，則A對這一點必定是沒有發覺，甚至不會運用。

像這樣的情形，應利用有簡短的文章及精美畫面的圖畫書，和孩子一起看。此時，①輔導者用手指邊指著一小段的文章，邊用正確的唸法做示範性朗讀。②其次是輔導者對孩子已唸過的文章，提出幾個問題質問，以查證孩子對內容是否了解。如果，孩子不了解文章的內容，就要做簡單的說明，使之理解。③然後，輔導者輕輕地拿起孩子的右手，邊用手指一段一段指著文字，邊用較緩慢而自然的語調唸給他聽，使他對於聲音和音調能加以模仿，也能夠跟著輔導者一起唸出。④再用自己的手指邊指著文章，邊讓孩子唸著，但須注意的是，孩子每唸一個字時，輔導者的聲音就要比孩子更小，反覆地讓孩子朗讀。如果孩子的音調不正確，就要用正確的音調唸出來，讓孩子反覆模仿練習。倘若無法順暢地唸出文字的時候，或許是錯誤的唸法，或許是該段落停頓的地方，而沒有段落時，輔導者要邊做示範，邊矯正孩子的唸法。

依照①～④的順序讓孩子練習。至於一次的學習範圍，先做了①、②的練習之後，再做③、④的練習，反覆地做。同時，教材不可太過頻繁的更換，應先選出幾種的教材讓孩子充分了解並熟練；只有在能順暢地唸出來之後，再提出新的教材才好。經常把孩子的唸法用錄音機錄起來，對以後的評估能幫上大忙。

2.隨意唸的孩子

B孩子的問題，可說是對事物的注意力散漫，以及關心度容易轉移所造成的。因此，他只照著文章開始的部分朗誦，以後便無意再唸，於是就把自己隨意想到的話唸出來取代。在B輔導的手續上，大致和A小孩相同，只是大部分要讓A唸得流暢，而B則是要輔導他唸得確實，這是必須考慮到的重點。

3.不了解唸過內容的孩子

再來，是C孩子的問題，他只注意到朗讀，而不求理解。其輔導方式如下：

(1)一旦讓他唸文章後，再把有關的內容（出場人物、發生的事、地點、時間、經過及其他等）問題提出，驗證他理解的程度。

(2)事先預告他無法回答的問題，然後讓他再唸一遍。再提出同樣的問題，讓他回答。若還有誤答或無法回答時，仍然予以訂正、補充，並根據文章的內容加以說明。

(3)再次讓孩子朗讀，詢問同樣的問題，若還是誤答或無法回答，則要不斷地加以訂正、補充。

按這種方式練習下去，在唸文章時，要注意選擇他能理解的書籍，且要有幾個類別的限制。如此一來，他會有安定的反應出現，然後再慢慢地更新教材，這樣的做法才屬理想。

學習方面的問題（之三）

問　能正確的算出數學的計算問題來，而且大部分的題目都能解答，可是一遇到應用問題，就幾乎無法作答。又，不會看時鐘，或是雖然會看，但是對時間卻毫不關心。請問針對這些特徵，要如何輔導呢？

答　1.靈活運用是不容易的

在自閉兒中，其中大部分的記憶力都很好，再難的計算問題也能演算出來，所以，容易被誤認為有相當高的智商。然而，正如你所質問的，一般來說，他們對應用問題卻無法解答，而使得輔導上出現了問題。大致上來說，自閉兒雖然對記憶性或機械性的操作能力良好，但對抽象化及概念的操作，大都會遭遇到問題。所以，在數學的領域裏，雖然學會了計算技能，但實際上的運用卻困難重重。同時，關於應用題的理解也大有問題，所以，應用題對自閉兒來說是極為困難的。

2. 首先要加以評估

首先要做的是，將所學會的技能和未習得的技能正確的評估，例如：會做四則運算，但是，計算問題的形式是多樣化的（例如：2＋5=7，2＋□=7）。又，會使用獨特方法來解答的情況也不少。經由評估，每個孩子在計算上所想的道理，就能確實掌握了！

再次要予以留意的是，不要有孩子會計算是有害的想法，而要以會計算對自閉孩子來說，是一項很拿手的課目來想。須知，讓孩子在計算這一方面能發展起來，也是一種方法。至於為了不要造成將來的問題，所以，一定要教導孩子正確的計算方法，希望輔導者要有這一層顧慮。

3.語言的檢查

假定解答應用問題的計算技能已經學會了，那麼，有關文章或語言理解方面是否真無問題存在，可以下面的問題來進行探討。

問題1：「3加2是多少？」

對於「加」這個字是否了解。

問題2：「3加入2全部合起來是多少？」

「加入」、「全部」這些詞語是否了解。

問題3：「貓有3隻，狗有2隻，這兩種動物通通合起來有多少隻？」

「動物」、「通通」等詞是否了解。

所以，對「動物」、「3隻」、「2隻」的概念和「增加」、「加入」、「全部」等概念的操作，對自閉兒是極困難的。

4.利用具體的操作做適當的援助

如果光用語言操作，感覺是困難的，但把操作用半具體物（如：小石頭、彈珠等）實際來做，一般對自閉兒來說是有效的。然而，須注意的是點綴的話較多，以及這種作法會成為啟示，不容易造成妨害。關於這點不只是使用半具體物，就連必要操作的數量及說明的方法也相同。

所以，前面的問題1和2，將基本關鍵性的意義，先用具體的操作使之理解。然後，再慢慢加進對意義有可能了解的單字。同時，說明要簡潔。

關於時鐘的問題，能實際的看懂時鐘，就必須透過生活來做具體的輔導。會看時鐘是從「幾點」開始，按「幾點幾分」、「幾點幾十分」這種方式進行。這時在文字盤上的數字横面寫上「10分、20分……」，或是利用數字的時鐘，能幫助孩子看懂時間。

有關時刻的學習，例如：起床、就寢、上學時間、時間表等具體的時刻，用時鐘的圖畫來表示，每說明一樣圖畫，就要讓孩子看時鐘。

最後，有關學習的縱系列與横系列也要留意。也就是，操作難度的縱系列和同樣操作範圍的横系列，若要將横系列的範圍擴大，則必須利用家庭生活的機會，有意圖的輔導配合。

第七章　運　動

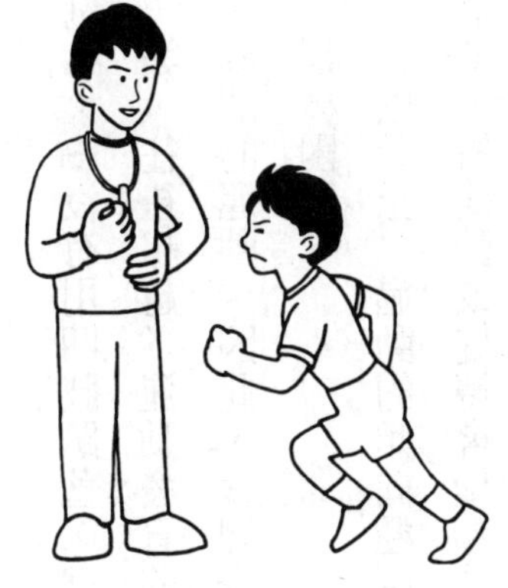

運動發育的特徵

問 聽說自閉兒在運動方面有獨特的特徵，請把孩子在運動發育方面的特徵加以說明。為了配合這一類的孩子，若有其基本輔導上的顧慮，也請一併說明。

答

1.自閉兒在運動發育的特徵

仔細觀察自閉兒的運動，會發現有些問題存在，例如：「沒有用四肢趴著，就立刻學會站立」、「沒有扶著任何東西，就開始走路」等，往往超越了運動發育的階段。讓這類的孩子做四肢爬行的動作時，手腳卻無法協調的運動，因此，會爬得不順。另外，雖然可做直線步行，但是，做蛇行的運作卻極困難。

年紀較小的自閉兒很會走動，一旦走動起來就無法加以制止，過動的傾向極明顯，看來似乎運動發育極為良好。相反地，有一部分孩子，對搖動或旋轉會極端的害怕，而不願意做這樣的動作。又，在體操、韻律運動上，手、腳、身體或是左右兩側的手腳無法協調；跳彈簧墊時，可以連續的跳躍，可是跳繩卻感到困難。揮動著手跑步或是做跳繩的動作就不容易。

這種協調運動的困難，是以片斷的發育形態（如：出色的短跑能力）為特徵。

2.運動發育的原理

初期的運動發育，會以如下的原則進行。

(1)天生就擁有身體的反射統合，抗重力姿勢在成熟中。
(2)為了使平衡的感覺能充分發育，對重力的安定性要能確立。
(3)從骨關節及肌肉的感覺，至運動訊息能充分得到統合。
(4)這些反射及基礎感覺，會和視覺、聽覺聯合，而確立自己和空間的關係。
(5)在空間上，能自動確立自我的認知，則身體的模式就能確立。

3.自閉兒的運動輔導

根據這種發育原則，有關自閉兒的運動輔導要點，有如下的三種。

(1)要加以調整有關運動發育所必要的基礎感覺輸入。

(2)為了使他能獲得基本的運動技能，應教導有關身體發育的順序性，並予確實學會。

(3)要充分利用運動教導在交流上的確立。

調整基礎的感覺輸入，指吊床、盪鞦韆等的搖晃運動，在氣墊上的滾轉運動、在彈簧墊上的跳躍運動或利用旋轉教具的旋轉運動等，來促進姿勢及重心的穩定。

一方面為了觸覺的發育，對於教材要下功夫，以謀求身體感覺的調整，例如：利用砂、水、毛刷、碎布等，或是利用振動器，來有效抑制皮膚的過敏反應，及對肌肉收縮的活性化。

其次，按基礎的身體發育順序做爬動、普通步行、急速步行、跑步、手推車、雙腳立定跳、拉單槓等，要使他能得到各種的運動經驗，再慢慢地朝協調運動的技能予以輔導。例如：跳上彈簧墊時，手要拍一下，或配合音樂的節奏跳躍、或和輔導者交互的跳，抑或邊跳躍邊接住輔導者所丟的球等，使孩子得以適應協調運動。

再者，運動的意欲要如何引出，也極為重要。自閉兒自己主動做運動的心理相當缺乏，而且姿勢及動作也極拘束，可以考慮進行全身的伸展運動或柔軟體操。因此，要先讓他和輔導者個別的運動經驗十分充裕之後，再慢慢加入團體輔導。

獨特的走路和跑步方法

問　我服務於特教學校，其中有很多自閉兒，因此，我對孩子運動方面的輔導極為關心。在自閉兒中，用腳尖走路、步行姿勢不正確、跑步不順者比比皆是，對這些孩子的特徵，該如何去了解及輔導。

答　1.用腳尖走路

用腳尖走路並非自閉兒的典型特徵，在精神遲滯兒中也常見到，只是自閉兒特別常見罷了。當跑步或興奮時，時常會用腳尖走路，甚至任何時刻都用腳尖走路。有一部分人到了青年期或成年期，還持續著用腳尖走路的姿勢。

用腳尖走路的孩子，大體上來說，是屬於語言發育遲滯或模仿能力欠缺者。同時，手搖擺振動，常會有此行動伴隨著出現。

作業療法員的蒙哥瑪麗女士，曾以智商發育遲緩且用腳尖走路的十七名孩子為對象進行調查，結果研究出並不是腳底的觸覺，而是平衡機能為基礎的前庭感覺不正常所造成。關於這點，經過研究人員的追蹤探討，更加的明瞭。雖不能說和觸覺毫無關係，但是，前庭感覺輸入的不正常，卻是造成輔導上有大變卦的重點。

2.步行姿勢不正確的孩子

根據運動發育的原則，天生的反射（原始反射）屬未統合狀態時，運動發育的秩序會崩潰，不但姿勢不正確，連步行的順序也不正常。反射機能未統合的發生原因，首先會想到的是腦性障礙。自閉兒步行姿勢的不正確，不但有此原因，在環境上無法充分學習也有影響，這是另一個不可忽視的原因。正如皮亞傑所說「同化」和「調節」得不到平衡時，就會有偏差，也可能是原因之一。

所以，在環境中要充分接受刺激而邊模仿邊學習的機會容易失去的情況下，就可看到自閉兒的步行姿勢，和這種情況是有關連的。

又如喚醒時間調整不順時，身體的姿勢也會不定安。人的「醒過來」若能很清醒的，姿勢就能安定；相反地，姿勢就會不正常了。所以，自閉兒步行姿勢的不正確，可以和這種理由合起來一起聯想！

3.不靈活的孩子

不靈活被認為是運動企劃未發育的狀態。「運動企劃」是把不熟練的行為，讓它有秩序的排列時，但運動的腦部力量卻很微弱，也就是，大腦的感覺處理過程有問題，而身體的知覺和相關的使用訊息不發達，就稱為「不靈活」。

4.輔　導

首先第一個要考慮的是，對前庭刺激的反應要能正常化，所以，垂直運動、水平運動、旋轉運動等，要有充分且適當的質量，以誘導孩子的活動。

步行姿勢不正確時，每遇到此情況就說「抬頭挺胸」、「保持畢挺的姿勢」等的提醒是重要的。一方面要了解有無原始反射的未統合狀態、意欲如何、是興奮還是抑制等，然後再想出應付的方法。且有關原始反射的抑制或統合，雖然是專門性的，但也希望能做水上腳踏車運動、推大球運動或彈簧墊運動等有效果的運用。為了能正確的步行，基本上要使手腳協調。例如：可利用彩色隧道讓他用四肢爬行，或是在高處爬動，讓他有這種運動經驗。總之，使手腳的交叉該如何做，讓他熟練起來。另外，為了培養平衡感，可以讓他在砂堆上或凹凸不平的草地上步行。

這些不只是為了改善步行的姿勢而已，且對於喚醒時間的調整也是有效的，至於對運動企劃的提高效果也不錯。自閉兒在跑步時，兩隻手無法做有韻律的交錯揮動或是太過緊張，因此，讓他的兩隻手握著短木棒跑步，或讓他快點跑到終點；反覆這樣做，讓他了解自己和目標關係的存在，也是一種很好的方法。

廣播體操和韻律運動

問 我是在有障礙兒的幼稚園任教的老師，園中目前正積極的推行韻律運動。可是孩子當中，有無法讓手腳協調去做體操的人、無法配合著韻律運動的人、或是無法和大家一起運動的自閉兒等，對於這些情況該如何輔導呢？

答 1.協調運動

廣播體操和韻律運動的難處，在於手、腳和身體的動作必須協調，透過音樂韻律節奏的外界刺激，使動作組合起來。而自閉的孩子對這種協調感到極為痛苦，可以說是以運動的協調遲緩或缺陷為中心的特徵。因為協調運動要使動態的計畫能順利進行，以及視覺空間知覺的定位成為基礎而發育。

廣播體操把老師當做對象模仿，邊看著動作邊和自己的動態予以構成。可是，因為自閉兒在交流方面有障礙，會直接妨礙模仿行動，造成無法學習的結果。

透過感覺器官對外界的對應模式，主要是以視覺和聽覺為中心，從發育的觀點來看，在此之前會打開為了吃東西的口，以及基於外界的遲緩，也不能忽視保護身體的皮膚。每一種情況，雖然看起來都像是外在的要素，可是要統合才能做協調運動，這一點要徹底地理解，再來探討輔導的方法。

2.拉提拉利迪

「拉提拉利迪」是指身體一側的運動優越性和選擇性，或是大腦半面的優越性等，要看使用的人如何賦與意義而稍有不同。如果單純地被當做和左撇子之類的同義語使用，會造成混淆。總之，看書、寫字、用一隻腳跳躍時，所有的動作要能更加確實「拉提拉利迪」。以和協調運動的關聯來說，大腦左右兩半的機能差別很明顯時，要使之能聯合，如此協調性才能提高。

幼兒在玩踢石頭、用一隻腳跳著走的階段，和一般學童之間有天壤之別，這個和拉提拉利迪的確立有深切的關係。所以，協調運動的確立是非常重要的一環。

3. 輔導上的顧慮與研究

有關推進視空間知覺的統合，在輔導上的目標有：①要研究將前庭感覺、觸覺、固有感覺等有機能感覺聯合的相關遊戲。②要重視視覺和姿勢的協應。③頸部肌肉的緊張與鬆弛，一定要保持均衡。④推進身體模式的形成。⑤謀求眼睛和手的協應。⑥要沿著提高視覺辨別機能這種系列來輔導。

對自閉兒的情況要仔細觀察，有關刺激的接受形態，是視覺型或聽覺型、對同一性保持的傾向是否強烈、有無行動模型化的情況、行動模型化傾向依賴度如何、對音樂的節奏是否喜愛等，在日常生活中要加以掌握。

對於固執行動容易模型化的孩子，把手腳的動態分開輔導時，則分開學習的內容會固定，然後要讓手腳的動態連結在一起，將倍感艱難。因此，對這種孩子，從一開始就要將手腳的協應運動，加上韻律同步進行，正確的讓他學習有關的每一種動作，例如：正確的越過中央線、雙手高舉、手向兩側張開、身體前後伸屈等，將基本的身體動作進行充分的輔導，這麼做是重要的。

關於體操及韻律運動的學習，若要做個別的輔導，還不如以團體的輔導方式來得理想。但是，正如前述模仿行動的不易確立，所以，無法預期自閉兒有快速的效果產生。在做團體輔導時，可以有效地利用周圍的刺激，將團體行動當做模型化的固定在一起輔導比較好。由於喜好音樂及聲音刺激的自閉兒為數不少，對這些孩子透過音樂的學習，或許會提高協應運動的機能。

球的接投

問　聽說要讓自閉的孩子和其他的孩子在一起玩耍，是極為不易的。現在只透過球的接投，來提高人際關係的輔導。

可是，教導球的接投本身相當困難，感覺好辛苦，請問對投球技術不好的自閉孩子該如何輔導？

答

1.投球的觀察

把投出的球接住，在這種遊戲過程中，包含如下的觀察。

(1)身體活動成熟的技能

把球投出或接住的行為，是在支撐運動的姿勢及平衡的企劃力學綜合性的情況下才能進行，例如：面對飛過來的球，球還未到自己能接住的範圍時，就伸出手來接，這種做法和其他個別的身體活動不同，須具有高度的運動企劃力學。

可是，自閉孩子本身對這種運動企劃力學，並非天生不如人，但在接球時之不理想，非基於技能的不好，而係受別種因素左右的情況較多。

(2)你來我接的確立

其他理由就是你來我往的困難，以球為媒介與人交流的方式不能成立，或對這類人際關係的情況缺乏興趣等。一般說來，自閉兒對你來我往的投球方式感到極為困難，所以，大都採單向的投球方式。出生後八個月左右，此項功能會急速發育。因此，自閉兒對球的接投能力不容易成立，就要先了解是否技能不好所造成的，或是你來我往的投球方式不能成立所造成，要先判斷再考慮教導的內容。

(3)視覺—運動協調

不只是球的接投而已，眼睛和手的協調，也是運動學習的基礎。一個嬰兒最先做的事，是對自己視野內的東西，先用手和口探察後，才和周圍的事物相連起來，由此我們知道這種協調方式的進化過程；對球的接投行為之成立，也必須理解。

2. 輔導的要點

球的接投對運動機能的發育，是被放在全身高度協調運動的位置。所以，要求技能一下子就很好是極困難的，為了讓孩子慢慢地熟練，就要從最微小的步調來教導。用碎布做成的球開始練習。首先讓球在地上滾動的反覆練習，使孩子能和球接觸，對孩子來說這是很重要的過程。有些孩子對橡皮或塑膠類的球會排斥，可選擇用布或紙做成的球，孩子較能接受。

提高企劃力學，不只是讓球滾，或是投遞的方式，也可以其他的方式來玩，例如：讓孩子邊跳彈簧墊邊玩球，或者把球吊起來拍打，進行這種感覺的遊戲也頗為理想。另外，讓球隨著隧道滑下，讓孩子熟悉球的動態，也非常有效。

有些自閉兒當球正朝自己的方位飛過來時，也不知道要躲避，看到球也不會用眼睛追蹤球的去處，所以，教導時輔導員要和孩子一起追蹤球，開始製造追蹤球的機會。在反覆學習中，對球的關心度會增加。此時，不是把追到的球丟給輔導員而已，直接用手交給輔導員的練習也很重要。做了球運動的練習後，在日常生活中，有意的將物品接來接去的做法，更可以增加這方面的機能。

一位患有自閉症的孩子，對壘球相當有興趣，加入了壘球球隊。當他把球打出時，就算在一壘前被封殺了，也一定跑完全壘回來，這是因為把球打出就必須跑一圈的這種模型已固定；所以，若在一壘前封殺，就阻止他跑完全壘，將打破這個孩子的模型，會引起他心中的恐慌。因此，要讓他了解壘球的規則，對他來說，必定要花很長的時間，但隨著興趣的提高及參加球賽機會的增多，雖然不能一次就理解球賽規則，但慢慢地他就能領悟，而且會更加認真地學習球技。在這種情形下，不但提高球的你來我往投遞能力，人際關係也會因為模仿而提高。

鉛筆、剪刀及筷子的使用

問 從自閉孩子平常的特徵來看，其鉛筆握法、剪刀拿法及筷子的使用方法都很奇怪。我想鉛筆、剪刀及筷子的拿法，都是屬於小肌肉運動，也是很多自閉孩子的特徵，請問要如何輔導呢？

答

1.大肌肉運動和小肌肉運動

拿鉛筆寫字、用剪刀剪東西和拿筷子吃飯的行為等，都是小肌肉運動，有人把小肌肉運動稱為協調運動。至於蹦蹦跳跳、跑步、爬樹、球的接投等是屬於全身的運動，稱為大肌肉運動。

從嬰兒的成長過程來看，會翻身是在出生後的六個月。此外，有關手的基本機能，也就是把手伸直、拿東西、拉東西、放開等的機能也逐漸發揮。而小肌肉運動發育過程中，在很早就和其他要因結合在一起。而在自閉兒的小肌肉發育過程中，要找尋這些原因，也就是要去克服這些障礙。例如：運動企劃力的發達、視空間知覺的分化、觸覺防衛等的有無。這些以整體來說，均能分化手指的機能。

首先，關於運動企劃請參考前面章節。

其次，就是視空間知覺。如果，認識自己和空間位置的能力還未發育時，要利用臘筆塗上色彩、用鉛筆寫字、把球投出等都極為困難。專家艾雅茲做了此說明。

在自閉兒中，往往可觀察出有觸覺方面的問題存在。例如：不願意和別人手牽手、會極端排斥和別人做身體的接觸，或是討厭黏土或漿糊等。相反地，對特定的感覺卻感到快樂，這亦表示具有特別的觸感。

此外，以手指揮的常同行動為特徵。至於和小肌肉運動有關的要因，就是要研究如何讓孩子和別人接觸，以及如何制定輔導內容。

2. 輔導的要點

(1)首先要謀求觸覺機能的正常化，以孩子容易接受材質的東西開始，再慢慢改變並謀求多樣的觸感。例如：布、水、土、木、金屬、食物等身邊的物品，引誘孩子用手去撫摸接觸。至於會拿東西交給別人，則要先有接觸物品的體驗後，再來進行。

(2)拿鉛筆時，拇指和食指要相向，中指要抵住鉛筆，其他手指則要互相協助。除了手指的動態外，有無其他的問題，也應加以觀察。譬如：①觸覺機能的問題。②模仿能力是否缺乏。③有沒有部分學習的傾向。④是否有特別的固執行為。⑤有否行動模型化的傾向。也就是說，自閉兒因為拿東西的方法有錯誤的學習，所以拿東西的姿勢不順，這點要加以留意。因此，除了握鉛筆之外，包括拿剪刀的高度協應動作等，所有錯誤學習的改善，必須有耐心的反覆學習。

(3)小肌肉運動和大肌肉運動，等於是圖—地的關係，所以，要做握鉛筆或拿剪刀的教導時，對全體的姿勢也要特別留意。如：身體有無朝向正面、肩膀及手肘的位置是否正確，或手腕是否正確的運動等。

(4)剪紙，或是沿著虛線剪開紙張，是屬知覺—運動的課題。從容易剪的紙，到厚紙或薄紙，配合孩子的喜愛程度，做有系列的選擇。使用剪刀時，要觀察自閉兒慣用的手足是不是正確，是否能靈巧使用剪刀也很重要。由於拿剪刀的手，要能和拿紙的手相配合才能剪開，所以，輔導員最好能在背後加以援助，將剪刀及紙張的移動，透過身體來學習。

(5)自閉兒在吃飯的時候，常見到不使用筷子的情形，或是使用湯匙甚或用手抓著吃。就算是使用筷子，也用奇怪的握法或使用方式。這種情形多半是因錯誤學習所造成，必須重新矯正。至於筷子的使用方法，有一定的順序，沿著這個順序，依次地學習。或者利用行動變化的技法也很好。

游泳的輔導

問 最近，聽說利用游泳輔導來克服自閉，得到很好的效果。到底這是屬於何種的輔導方法，請用具體的例子說明。

答 1.輔導的基本原理

從一九七八年五月開始，在游泳訓練班採一對一的體制，利用運動教育來進行游泳輔導。以下是根據運動教育的輔導，把接觸的基本原理簡單的加以說明。

首先，利用水的特點（浮力、表面張力），對前庭機能的水平、垂直、回轉刺激等，能有充分的體驗，將身體意識能力（身體形態、身體概念）的向上和感覺，以運動技能的形成為前提，對身體的側面進行接觸，但對心理的側面接觸，要考慮以孩子感覺快樂為中心進行優先輔導，內容涵蓋Challenge（挑戰、冒險、刺激、好奇）、Creation（形象模仿）、Community（協調、人際關係）概念的導入。

現在一對一、親與子、團體（以自閉兒為對象）的方式和正常兒的統合，採四種輔導體制進行，也就是實驗期、課題期（自然的、意圖的）、第一統合期和第二統合期。

2.輔導事例

K有三個兄弟，在一九七一年七月十日出生。二歲時突然無法使用語言交流，而且變得過動；到了三歲時，在大學附屬醫院的診斷之下，發現患有自閉症。六歲時，進入了游泳訓練班，當時他不斷地在游泳池旁跑動，而且經常發出奇怪的聲音，對輔導老師所說的話，也毫無反應。

在第一階段（實驗期），輔導老師採和K共鳴的方式，利用身體的接觸建立信賴關係。一週二次，每次三十分鐘的輔導，大約花了三個月的時間。到第四個月，過動現象慢慢減少了，對輔導老師的指示也聽從，慢慢加入輔導自閉的課題。

洗臉、把臉貼在水面，是第二階段（自然的、意圖的課題期）。進入了這個時期，對其他輔導老師所說的話也會反應，到了第六個月時，已會說「早安」、「再見」等日常用語，也慢慢地會使用「到游泳池去」、「去游泳了」之類的動詞。

從這時期開始，K進入語言教室，到第九個月時，不但對輔導老師的指示會聽從也能潛泳，因此，就進入第三階段（第一統合期），和少數的正常兒接受統合輔導。K對比他年齡小的正常兒活動慢慢習慣了。於是在三個月間，除星期日外，每天都到學校接受集中輔導，結果K也能加入同年齡正常兒的團體一起接受輔導。

從輔導開始的一年後，進入了第四階段（第二統合期），在接受蛙式、仰式的游泳技法輔導過程中，對能用語言交流的程度還很遠，不過在游泳池中也能進行語言交流的輔導。以後和正常兒一起接受統合輔導中，學會了游泳技法；不過，如果遇到情緒不安時，就進行一對一的輔導。現在，他正在進行仰泳的五十公尺練習，以及抬頭蛙式、蝶式，每週和正常兒一起接受一次一小時的輔導。

3.今後的課題

從接受輔導到現在的成果看來，早期輔導能使孩子在發育上有很大的變化，同時和正常兒繼續做混合輔導也很有效果。另外，家庭醫療、福利、教育等的專門機構，若能確立協助體制，對自閉兒來說，相信能更加一層的促進全面發育。

除此以外的課題，就是輔導老師要如何培養孩子在運動教育方面的開展，以及孩子成年之後的所有問題，留待以後再來解決吧！

第八章　日常生活與參加團體

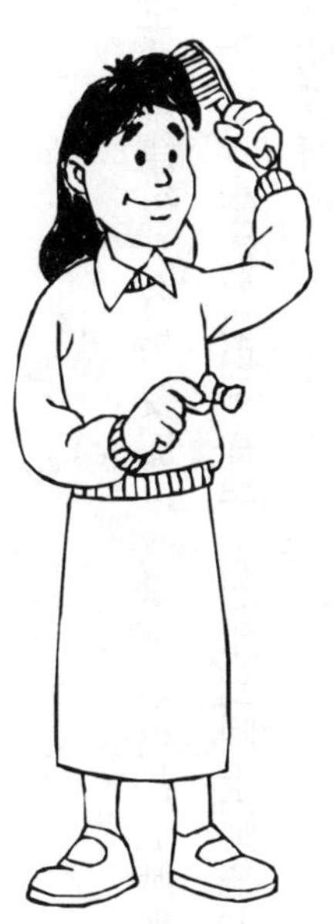

日常生活與參加團體的特徵

問 與其限制自閉孩子每日過規律的生活，倒不如尊重孩子的興趣與開心來得重要；讓他過悠閒自在的生活，似乎比較好……。

同時，有關自閉孩子，就算人際關係不好，是否也有朝向他喜愛方向發展之可行性嗎？

答

1. 調整生活的規律

自閉孩子一旦養成了某項習慣及生活規律後，若想要加以改變，必須花上無數的時間與精神。因此，有關必要且基本的日常生活習慣，從早上起床到晚上睡覺的生活規律，從一開始，就要讓他有正確的學習。

如果抱持著年紀還小就馬虎一點，等到孩子長大後，就自然會矯正自己的錯誤想法，到了孩子長大後再想矯正就大有困難了。

為了使孩子學習各種能力及培養各種習慣，必須要把這個孩子的準備練習，施以正確的輔導才可以。如果，孩子對某事的學習準備，還未調整完成時，就算竭盡所能，也未必得到預期的效果。這點對自閉孩子也是相同的。

然而自閉孩子在認知、感覺、運動能力等有偏差的發育及遲緩的現象，因此，為了讓孩子有正常的成長狀態，應在適當的時機，把正確的行動模式，仔細反覆的輔導，讓孩子能好好的學習。

2.要讓孩子充分了解好與壞

經常聽人說：「就是因為孩子有了障礙，所以事情做不好也怪不得啊！」會這麼想的人，就是不能真正尊重障礙兒的人格。當然，不管何種輔導或自身的努力，往往會有因為障礙而做不好的時候，而事實上，要同其他人一樣把事情做得好好是有其困難。

可是，適當的輔導及個人不斷的努力，以增加做事的能力，並憑自己的力量參加社會活動才是最重要的。對沒有障礙的孩子，做錯的行為會加以叱責，而對自閉孩子也應和對待正常兒一樣，這點必須注意。

必須抱持基本的態度，不對就是不對，不能做的事就要禁止，若孩子能正確地做好事情時，就用孩子最喜愛的方式給予鼓勵，應該用這種方式來做。

3.不只是用語言，還要加上動作

自閉孩子利用語言的交流，有很大的困難，甚至也有很多不會說出整句話的孩子。然而，就算不會說出整句話的孩子，也能透過具體的動作理解事物。所以，不只用語言來指示，更應將具體的東西或動作，和語言加以配合，一起透過眼睛和耳朵來教導，這也是非常重要的。

4.關於參加團體

自閉孩子的特徵，就是對他人的關心程度非常薄弱。有的甚至極端到連自己的雙親也用像對待東西般的態度，所以，最重要的是以人的喜、怒、哀、樂等情緒為中心，來加強人和人之間的連結。千萬不要讓孩子突然加入團體中，而應先與有親密關係的人接觸，例如：和母親一對一地建立濃密的關係，再從這點擴展開來。

特別是在嬰幼兒的時期，要以肌膚關係為中心，從少數人、家人的人際關係來加強，開始的重點要放在此。然後，再慢慢加入小團體中，如果突然讓他加入大團體中，恐怕會造成孩子的壓力，或對大聲音感覺害怕。

5.有必要受正常兒的刺激嗎？

自閉兒只是心靈緊閉，並非智商有問題，所以，必須有受正常兒刺激的時期。然而現在大多數的自閉兒都帶有智商低的情況，是屬於多種病症障礙兒。

像這樣的孩子，對正常兒的快速步調和複雜刺激，咸認為反會引起更多混亂的現象。因此，先讓他加入智障兒的小團體中，去熟悉這種緩慢的生活步調，可能會比較理想。

飲食

問　自閉兒大都有偏食現象，有的只愛吃沒有烤過的土司麵包，有的從不吃肉類食物，這種偏食傾向又頗極端且頑固。所以，在供應營養午餐時，若強迫孩子把食物吃下去，他就會大聲哭叫。請問對這種情況該如何輔導，置之不理可以嗎？

答

1.要朝孩子走過來

對有嚴重偏食的自閉兒，他絕對不吃厭惡的食物。

可是，以輔導者的立場來看，務必誘導孩子吃下去。在做矯正偏食的輔導時，雙方持有相反的立場，所以，彼此要向對方親近的這種態度定然很重要。

若輔導者能朝孩子這邊靠近，採取了這種姿態之後，也許孩子也會向輔導者這邊靠近。如果輔導者把孩子推開，孩子也會把輔導者推開。推來推去是不會有效用的，而是要由一方開始，用拉的方式讓對方動起來。

當然，在初期的階段，實際情況可能是孩子不肯把口張開，或許輔導者就必須把孩子的口撐開，再把食物塞進去。無論在什麼時候，輔導者必須要靠近孩子，希望不要忘了這種態度。

2.讓他吃一口的秘訣

首先，不要和孩子隔著長桌子對坐，應該坐在可以膝碰膝的小桌子邊，而且要教導孩子正確的使用碗筷。雖然餐廳有其他的孩子，但對偏食的孩子，儘可能讓他的輔導者在一對一的情況下進食。同時，對孩子討厭的食物量儘量減少，以減輕孩子的心理負擔。開始的時候，只放一口的量即可，就讓孩子從這一口開始吧！

有嚴重偏食的自閉兒，只吃他喜愛的食物，連味道如何也未曾嚐試的食物，就要想辦法讓他吃一口試試，以後他就可能會自己吃了，這種情況亦曾有過。

另外，雖然不會自己吃，但下一次的情況會如何是可預估的。一次又一次地讓孩子吃飯時間慢慢縮短，並且漸漸增加食物的量。

要讓孩子吃一口之前，先把食物的名稱告訴他，例如：吃香蕉時，輔導者邊說「這是香蕉很好吃喔」，邊吃給孩子看，也是一種好方法。不管孩子對食物的名稱懂不懂，這種方法要反覆地進行。就算一生下來就討厭吃的食物，也要讓他知道這個食物的名稱。因此，要用聲音來傳達、用手來幫助孩子進食，有時嚇唬、有時安慰，要想盡方法讓孩子吃一口。

儘可能讓孩子自己拿食物吃，若要輔導者拿給他吃時，一定要孩子自己打開嘴巴。同時，不是輔導者把食物送到孩子口中，而是要讓孩子把口靠近輔導者的手，這是為了培養孩子吃的意識。而且輔導者必要採取「食物必須吞下去」的態度。

從最討厭的食物吃起，是很重要的。若孩子有特別愛吃的食物更好，例如：不把討厭的食物吃掉，就不准吃喜歡的食物，用這種手段誘導他吃下去。

在烹調料理時，若有孩子平常就很討厭吃的食物，可讓孩子參與烹調這樣菜，吃飯時孩子就會最先吃這樣菜，討厭吃小餅乾的孩子，也可讓他參與製作過程，在無抵制的情況下，也會吃起來。

3.和孩子的基本信賴關係

做偏食輔導時，和孩子維持信賴關係是很重要的。信賴關係建立時，就等於孩子容易接受輔導。

所以，平常就開始和孩子建立基本的信賴關係，是相當必要。

排泄

問 不是在固定的廁所，就不肯排泄，不把衣服脫下就不肯排泄，經常便秘，玩尿水等，這些都是在排泄方面常常見到的問題現象。因此，外出時會造成極大的困擾，結果就演變成不外出的情況居多，請問對這種孩子該如何輔導呢？

答 有必要先察明原因。因此，一定要先了解在家庭、學校的生活情況。原因推定之後，可能會發現如下的情況：①在家庭裏，沒做過這種的教育訓練。②生活方式有問題。③排泄與出現障礙這一方面有關。④排泄機能尚未成熟等等。

實際上，是這些情況融合在一起所造成的。

1.在家庭的教育不充分的例子

進入小學一年級之前，經常可見孩子在家裏會隨意大小便，或是玩尿等。也常見到在運動中或飲食後排便的孩子。在這種情況下，就必須把排便的基本原理教導給孩子才可以。

(1)告訴孩子排泄的地方。

(2)把拉鏈拉下，再把褲子脫下來，並且用手把褲子拉好；排便完畢，用衛生紙擦肛門，隨後按下開關，讓水把大便沖掉。

(3)定時的帶孩子上廁所，只是剛開時，要考慮天氣和孩子本身的習慣，要適當地做才可以。

(4)教導孩子把想要排泄的意思表達出來的方法。

剛開始時，只要看到孩子的表情，即可知道孩子想要上廁所。有關意思表達的方法，各個階段的表達均應好好觀察，從孩子的實際狀態（能力）來設定階段，家庭與學校要保持密切的聯繫，那麼，孩子慢慢地就會做好這些動作。

(5)上午之前，要先在家裏完成排便。

2.生活規律有問題的例子

過於悠閒、經常徹夜不睡、不吃蔬菜、喜歡玩水、水喝得太多等類有偏差的行動，往往容易導致便秘、隨地洩出大便或尿水的情況、或不願接受排泄的輔導等，這些問題情況實在不少。

(1)、首先要調整生活的規律，早點就寢，過適合孩子年齡的生活方式，飲食方面儘量不要有偏食的情況，白天讓孩子多活動。

(2)、不要不管孩子所做的常同行動，而應督促孩子做有意義的行動，例如：每天早上陪父親慢跑，來調整生活規律。

(3)、以上的輔導來改變都市孩子的生活方式，是解決問題的基本條件。在家裏問題很多的孩子，往往在進入小學一、二年後，有很多改善的例子。

3.性格有偏差在排泄方面有拘泥情況的例子

想要到固定的廁所去排泄、討厭上廁所、很喜歡玩水、或是在浴缸裏排泄等，很多的自閉兒都有這些現象。

(1)、首先，若能推測原因的問題點而得到改善，拘泥的情況也會次第的消失。至於有強烈固執性的孩子，就需要花更長的時間來改善。

①因受到身體的健康狀態及季節的影響，有時問題行動會變激烈，為了使孩子過安穩的生活，保持生活環境的協調是有必要的。

②除了把孩子放置不管外，對於孩子不要直接把拘泥點強制改善，而要以前述的輔導方式，慢慢地進行。

③一旦立下了方針，一定要排除例外的情況，持續耐心的輔導。開始時，被認為是死板的輔導，若能持之以恆，必能被孩子接納。

④因為孩子在感覺方面有異常，所以要把廁所改變，使孩子產生好感，例如：冬天要暖和、明亮，做這些嘗試，然後觀察孩子的反應。

(2)、如果做了這些輔導之後，仍得不到絲毫改善，就要考慮是否其排泄機能未成熟或器官有異常。同時，家庭和學校保持聯絡，特別是在家庭生活方面，一定要好好的改善，才是成功的關鍵。

對衣服的執著

問 對衣服相當執著，不管天氣寒暖或衣服骯髒，每天總是穿同一件衣服，鞋子也經常左右不分；不管要到何處，總是把廣告宣傳單、照片等塞入書包裏。帶著同樣的東西出門，對於這種行動有問題的孩子，該如何輔導呢？

答 會對衣服或其他事物表示執著的行動，在自閉兒中佔極高的比例。這種會執著於東西的孩子，若用「特別的輔導方法，一定能讓執著的心理消失」；但是，對自閉兒來說，卻沒有什麼效果。想要提高孩子整體發育水準，雖然是最好的方法，但要花很長的時間。如果在家庭、學校、日常生活上，不會造成任何阻礙時，倒也無所謂。惟就現實上來說，卻常會遇到很多困難。在此，以很多孩子常見的問題，其困難度也強烈的對衣服執著之輔導，做簡單的敘述。

簡單地說，雖是對衣服會執著，可是執著的程度卻因人而異，例如：不管到何處，一定要穿同一件衣服的孩子，或是到不同的地方，穿的衣服也要不同的孩子，抑或這種衣服一定要搭配某件褲子的孩子等，各有對衣服不同的執著程度。

1.要使孩子有更豐富的生活經驗

雖然最主要的目的是要使孩子消除對衣服執著的心理，但不可做直接的輔導，這被認為是有效的方法。能把經驗擴大，提高生活品質，孩子慢慢地會理解周圍的環境，也會發覺自己奇怪的行為。

2.要擴展興趣及關心

這種方法雖然不是消除執著的直接輔導，但是，能呈現有效的情況也很多。使孩子感興趣及產生關心的對象能增加，就能讓眼睛多看各種東西，而對特別執著的東西，關心度將確實的減少。

雖然這是一種間接的方法，效果如何很難預料。其次，按照如此的經驗，介紹一種更有效果的方法，進行消除執著衣服穿著的輔導。

3.由不同的人來幫孩子穿衣服

在家庭中，大都由母親準備孩子的衣服，或是幫他穿上，經常孩子執著的心理和母親準備衣物的習慣有關。例如：母親心理想著這個孩子只愛穿這種衣服，所以經常讓他穿同樣的衣服。此時，若給了孩子這樣的先入觀念，以後拿不同款式的衣服，孩子就不願意穿了。

4.利用團體生活的機會

在學校裏，只愛穿固定運動服裝的孩子，若住在宿舍裏，看到同學都穿不同的衣服，自然而然地在洗澡後，會換上不是平常所穿的運動服裝，而是毛衣或其他款式的衣服，執著的心理會逐漸地消失。

對孩子表示有興趣的東西，例如：游泳池、彈簧墊等，可以此做為交換條件。這時候，不是用「把衣服穿上，我就帶你去游泳」這種語氣，而是用「穿上這件衣服到游泳池去吧！」的語句。如此一來，孩子的心理早就朝向有興趣的游泳池，所以，會很快地穿上衣服，而此輔導就能產生極好的效果。

5.貫穿輔導者的想法

這種方法就要看輔導者和孩子之間的信賴度如何，會出現個別差異的結果。但只要輔導者內心能堅持一貫的做法，對孩子的輔導絕對是好的，例如：「六月要穿短袖上衣」、「我們要去郊遊，所以要穿夾克」等，把為什麼要穿這樣的衣服，讓孩子知道，而當孩子願意穿的時候，則要大大的給予誇獎。

對於穿衣服或其他東西表示固執的孩子，一方面要提高整體的發育水準，為最基本的做法。但在另一方面，也要靈巧的應用輔導方法。至於這種輔導方法是否能成功，則端視輔導者心裏的想法如何而定；常看到輔導者臉上成功的表情時，這些孩子隨時都能盼望有改善的可能。

洗澡和睡覺

問　孩子最討厭洗澡和洗頭髮，每次進入浴室就會大吵大鬧。洗澡的時候，內衣、襪子仍穿著、脫了好幾次才肯讓你脫下。而睡覺的時候，會舔手指；睡覺的情況很差，甚至到天亮還睜著眼睛不肯睡覺，請問這樣的情形，該如何輔導呢？

答 通常，洗澡、睡覺完全以家庭為輔導重點。如果遇到了問題，那麼家庭和學校、雙親和老師，必須有一致的方針和態度來輔導，也是特別重要的事情。所以，經常和家庭保持密切的聯絡，了解孩子雙親的想法和意見，把彼此內心所想的事，能坦率地說出來討論，要建立這種信賴關係，才是做輔導時最基本的步驟。

1. 討厭洗澡或洗頭髮

雖然極為討厭洗澡、洗臉或洗頭髮，但討厭水的情況卻是很少見的。這種狀況在日常學校生活中的輔導機會很少，不過，住宿學習的事前輔導是改善的好機會，而且在進入浴室做實際輔導之前，先要分為幾個步驟。首先，要緩和對水的抵抗心理，使能接受水這種東西，務必要做這種輔導。

(1)以日常生活和住宿學習為題材（包括洗澡和洗臉），不妨讓他看這類的圖畫書，或是給他看連環漫畫。

(2)根據(1)來做簡單的戲劇遊戲，或者可以利用默劇的動作，模仿洗澡和洗頭髮的動作。自己洗一洗，再替朋友洗，或請老師來幫忙洗，讓孩子有這種經驗。

⑶利用放有少許水的臉盆或浴缸，來做⑵的模仿遊戲。

⑷先放冷水，然後將溫水慢慢加入。

如果在孩子頭上或臉上沖水時，會有強烈的抵抗出現時，就用扭過水的毛巾，以擦的方式開始，再慢慢把毛巾的濕度增加，讓孩子能習慣對水的感覺，這種方法要併行輔導。

2.睡覺的狀況很差

睡眠的週期很亂，突然地夜晚和白天整個好像顛倒過來，其實是從四～五小時的睡眠時間的脫節為開始的情況較多，所以，從週期混亂的初期階段，來進行輔導是重要的。雖然，睡眠週期開始就已經混亂，也不要因此就讓孩子整個日常生活受到影響，須知普通的生活方式，要靠大人來維護是很重要。就算會造成睡眠不足，到了早上也要和平常一樣，在固定時間叫醒，讓他準備上學；而在學校裏，也要過著正常的學校生活，才是最基本的做法。另外，要把推動全身的活動納入輔導中，讓身體能多運動，使精神能煥發，也會產生很好的效果。

假定睡眠的週期崩潰了，整個生活的規律也會混亂，而過著日夜顛倒的生活，這種生活若持續幾個星期之後，必須和專門的醫師談談。

3.睡覺和洗澡時的奇怪習慣

睡覺的時候，一定舔著手指不放，一定要睡固定的枕頭、蓋固定的棉被才肯入睡，為了要消除這種心理的不安定，才會有這種習慣的產生。遇到這種狀況時，到底不安的原因為何？一定要靠家庭的協助，把不安的心理消除，並適時調整生活狀況，對前述情況之直接處理是很重要的。

只是對物品或狀況會固執的情況也有，例如：在家裏睡覺的時候，一定要蓋同一件棉被，或舔手指及其他東西。自閉兒對東西的位置及順序，會有強烈的執著心理。又如，把右手稍微向地面碰了一下才走路；穿鞋子時，穿了又脫，脫了又穿，連續幾次後才把鞋子穿上，做出這種狀況必有的固定行動（像儀式的做法一樣，稱為儀式的行動）。如果沒有經過這種奇怪的手續，就無法走路或穿鞋子。

假如在睡覺或洗澡，這種行動是一種固定手續時，為了不讓孩子做出奇怪的行動，改為正常的行動，要用標準的行動來輔導、處理。如果自已想要做的行動受到外力阻礙時，最初孩子可能會陷入恐慌的狀態中，但只要耐心的輔導（二～三個月的時間，甚至需花半年），奇怪行動的記憶會消失，能順利做出正常的行動。

人際關係

問 別人對他開玩笑，也不會有任何反應，甚至會避開；對他人的推動，除了特定的人之外，就不加以理會，所以，自閉兒的人際關係大有問題。像這樣的孩子，該如何去接觸，要如何輔導呢？

答 要如何培養人際關係，可說是自閉兒教育的中心課題。在此視線不謀合、叫他的名字也不會有任何反應之情形下，這種人際關係問題的輔導方法，將在以下來敘述。

1.調整學習環境

如果房間放著雜亂的教材，會使自閉兒的目光移到這些東西上，所以，儘量將會造成分心的東西移開，以建立寧靜、平和的學習氣氛。而學習的房間，若能稍微狹窄是比較理想的。如果房間太大，就用窗帘隔間，而桌子擺放的位置也要多加留意。此外，不可忘記把房間的照明調暗，因為在暗室中利用聚光燈的效果會很好。總之，一定要建立能把精神集中的學習環境。

2.要研究教材內容

要使用何種教材，在輔導上來說是極為重要的。教材是否適當，對輔導的效果會產生很大的差別。因此，教材若能自己製作或準備是最好的。

初期最合適的輔導教材，就是螢光圖（黑白的布幕上，插上有各種色彩的螢光釘，可排出各種發光的圖案）、圖畫卡片、圖片猜謎、幻燈片等。

3.將個別輔導與集體輔導一起併用

自閉孩子中，有從視線的不謀合，到對母親或老師等身邊人物的存在會留意的人，也有對朋友會關心而去追求友誼的人，甚至有和朋友在一起會感覺快樂，而在這種情況下所產生的自我表現。針對各階段的孩子，一定要配合孩子的狀態，將集體輔導與個別輔導組合起來，這也是很重要的。

4.要如何輔導

先要消除不必要的刺激，再把孩子有興趣的教材準備之後，按如下的方式進行輔導：

(1)、對人的聲音要注意。
(2)、要看正在說話者的臉。
(3)、對聲音要有反應，同時要看說話者的臉。
(4)、要孩子看著發問者的眼睛，回答簡單的問題。
(5)、延長精神集中的時間。

如果視線能謀合，對簡單的問題也能回答之後，就要接著進行如下的方式。

5.讓孩子模仿

身體動作、音樂韻律體操、手語歌等的模仿動作，要讓孩子充分的學習。模仿可以讓孩子意識到別人的存在，以此為開端，對交流的形成能幫上大忙的。

6.提高語言能力

將自己所想的事傳給對方，而對方也能理解傳遞過來的事之後，孩子和他人的關係，就會大大的改善。同時，也會了解使用語言的必要性，慢慢地能擴展自己的人際關係。

7.遊戲輔導

做音樂、體育的輔導時，可以讓各個班級一起進行輔導。內容有從簡單的搬椅子，到分配行動等有多種方式。遊戲一定要以集體的方式來進行，如此一來，不僅能維持人與人之間的人際關係，而且能培養和朋友的關係，以及關心朋友、或接受朋友關心的心理。

此外，要積極地找出和他人競爭的心理，也可以培養體貼他人的感情來。

從以上的敘述即可了解，為了促進自閉兒的反應、培養和他人之間的交流，一定要使其對有關人、事、物的名稱及周圍發生的事能夠了解，有必要時更應給予援助。所以，讓孩子有更多的語言刺激，在快樂的氣氛中輔導才好。如果遇到孩子有反應的時候，要以最大的限度表示理解；假定孩子無任何反應，也要有耐心地一直和孩子交談。

遊戲

問 雖然能做複雜的拼圖遊戲，可是玩躲貓貓這種需要判斷的遊戲，卻又無法和其他孩子一起玩。如果無法和他人一起合作一件事，則對順序及勝負的意義也無法理解。因此，常會和他人引起糾紛，這也是造成無法和他人一起遊戲的原因。請問該如何輔導呢？

答 1. 無法和其他孩子遊戲

並不是讓自閉兒加入團體中，他就能開始遊戲。對和他人之間的交流有問題的自閉兒而言，若要他和其他人一起遊戲、一起做某件事，是有相當的困難存在。所以，必須要按步就班輔導才可以，而且輔導不光只是能和其他人遊戲，而應以能參加團體為目標。

⑴與特定的大人要建立親密的關係

在此階段裏，到底孩子的興趣與關心為何，要好好地加以觀察是有其必要的。同時，要按孩子的步驟一起做，大人也要做孩子認為有興趣的事給他看，而孩子會討厭的事，則不要強迫他做。若和大人一起做會很快樂時，就能建立孩子的信賴感與安全感。

⑵和特定大人一對一的關係要擴展到和其他大人的關係

前項⑴和特定的大人遊戲時，其他大人也可以加入一起遊戲，和孩子的關係就能漸漸地擴大。

⑶讓其他的孩子加入遊戲

和親密的大人遊戲時，也讓其他的孩子加入。剛開始的階段，就算不能一起遊戲，也要讓孩子們在同一場合併行遊戲。儘量以最自然的形態，讓孩子們交談，讓他發現其他孩子的存在，也是重要的。

要常觀察孩子的情況，慢慢地讓其他孩子和自閉兒彼此產生人際關係，例如：球的接投、借他人的玩具玩、收拾玩具後一起搬運等。

再配合即可。

(4)讓孩子們一起遊戲

要設定孩子能玩的遊戲狀況，這時大人不要積極的干涉，除非孩子們要求援助再配合即可。

2.無法理解順序或勝負的意義

有關順序或勝負的規則不理解之事，包括因智能障礙而無法對規則理解的發育階段在內，需有以下的輔導方法。先利用語言做勝負的說明，例如：用「站在○○的後面」，不如建立在孩子能理解的狀況，來設定遊戲。例如：設定按順序盪鞦韆的狀況，在等待時，要排直徑四十～五十公分的鐵圈，讓孩子站在鐵圈裏，看人數的多少排鐵圈（為了讓孩子了解不同的位置，要把鐵圈漆上各種色彩），隨著順序的變化，讓孩子移動。

盪鞦韆↑○↑○↑○↑○↑○

這麼做之後，雖不見得孩子就能了解「順序」的意義，但在這種情況下要按順序，自然會懂這樣的動作。

3.無法玩類似躲貓貓的判斷遊戲

躲貓貓這種需要判斷的遊戲，對自閉兒而言是極困難的課題，例如：判斷遊戲需要想像力及創造性，而自閉兒的行動特徵是屬於固定模型的行動，剛好兩方是相對的，這點我們已可理解。所以，培養人際關係和培育與其他人一起遊戲是不可分的事情。

正如前述，要建立和別人一起玩是多麼快樂的這種關係來，從這裏開始，讓孩子的內心有和其他人在一起是很快樂的慾望出現，這是最基本的做法。

要建立對人的關係，同時根據躲貓貓這種判斷遊戲，讓孩子模仿他人的動作，應先從簡單的「拿起、放下」手部遊戲、動物的動作及叫聲的模仿等，漸漸地加入複雜的動作於遊戲中，使孩子的動作模仿能擴大起來。

又，要讓孩子在玩躲貓貓的判斷遊戲中，使遊戲的基本經驗在現實生活中充分獲得才可以，這點在輔導上，需要加以留意。

第九章　社會生活

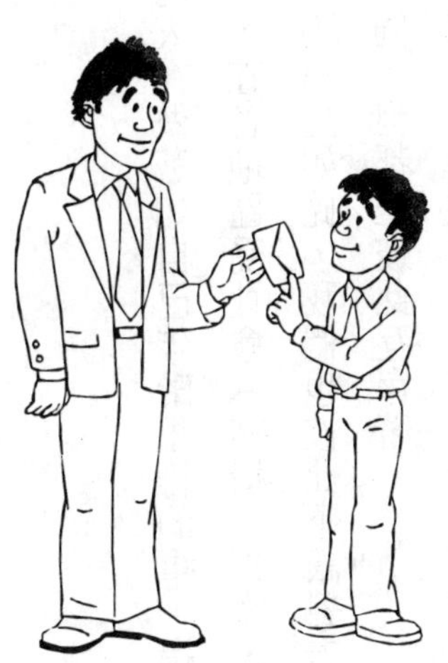

朝向社會自立的輔導

問 到了成人期的自閉者，都想讓他們儘可能過社會生活，可是不知什麼事會造成問題，對社會自立要如何思考才好，而社會自立又要如何輔導呢?請加以說明基本的觀點以及幼兒期的輔導課題。

答 1.何謂「社會自立」

要在社會中「自立」，可能就像大多數的人在做著如自己年齡相符的事，過著「普通的生活」而已。從我們日常的生活來看，在各地區受社會（結構、制度、文化等）的支撐，彼此相互「依存」地過生活，不只是如此，我們也彼此不讓對方「困擾」地過生活。當然，內容及程度依人而不同，但都是彼此互存著。

所謂「社會自立」，即在一般社會中能得到工作機會，且能在此時代裏和他人一起享受文化生活，並非不要依賴他人而「依存」著，但也不要造成他人的「困擾」，使得彼此產生問題。對他人的「依存」儘可能地援助，而對他人儘可能不要造成「困擾」，大家應互相「依存」。

2.帶著障礙所過的社會生活

但是，一般人多認為有關自閉兒的問題，到了兒童期可以解決，是這種孩子的問題。到了成人之後，自閉者多半會脫離「自閉」傾向，可是在這個時期的特徵是性和攻擊的行動上有問題出現，雖和幼兒期及兒童期比較起來有質的差別，可是關於認知障礙及其他特異的能力障礙，事實上卻還是存在的，所以，精神發育的遲滯並未解決。

因此，無法得到他人的理解。考慮固執及奇怪言行，在社會的意義上之障礙，讓人有沈重之感，成年的自閉患者有極大的不利條件（社會的不利），可以說他們是社會的弱者。所以，對他們要進行社會生活能力的輔導，同時也要尊重他們基本的權利，以支撐他們的日常生活，讓他們能成為「社會人」，提供適當的生活「聚點」。因此，需要有很多和有特異障礙的他們能和好相處的人。有關這些背景，以所得保障、社會保障、社會福利制度等社會性的服務是不可欠缺的。

雖說基本的生活習慣並非十分的自立，且自閉者的基本障礙也未得改善，但仍應讓他們過著大人應過的生活，使他們在社會的關係中，能與正常人一樣。不過，到某一程度的行動予以模型化的援助，亦請不要忘記。

3.從幼兒期開始，讓他們獲得社會生活技能

一切的輔導，要使他們在參加社會的意圖下進行；到了成人期之後，要做何種輔導才好，也會因個人的情況而異。但其中共通的說法就是勞動－工資－生活的週期，是為了社會自立的有用手段，所以，在幼兒期就讓他們獲得具體的技能才好。作業技能、交通工具的利用、金錢的使用、抑制自己做讓他人感到不快的行動等生活習慣，要超越概念的學習，以獲得社會生活必要的技能。

年長的自閉者，所獲得的社會生活能力，是從幼兒期開始的認知機能、語言機能、運動機能等各種療法的輔導所賜予的。在統合保育等的團體經驗更多的人，其在個別學習是無法教導的。所以，集體內容的學習，對未來的發展是很好的。

自閉的孩子一定要教導，才能得到社會有用的技能。所以，長成的自閉者的雙親會反省的就是，自己的孩子在兒童時期，未好好地給予輔導這點。因此，有關的

輔導人員，必須抱著一個人要在社會自立的信念。

作業學習與未來前途的輔導

問 輔導自閉兒是極困難的，特別是有關作業的學習，因常有異常的行動出現，所以，到底要給他做何種作業，以及要如何應付他的異常行動，真讓人傷透腦筋。因此，作業學習該如何做，該如何輔導自閉兒的未來前途，請簡單的說明。

答 1.要使他們成為可以工作的人

身心障礙兒最終的目標是社會的自立，在實際社會中工作，要達到獲得薪資，憑著自己的力量生活的目標。關於這目標，不論是多嚴重的孩子，或者障礙程度很深的孩子都是一樣的。

以語言的障礙為首，會有固執、集中力欠缺、過動、缺乏自發性、行動有偏差的自閉兒，要送入社會過生活，並非簡單之事。然而，如果想到孩子未來的幸福，無論如何也要讓他在每日的教育中，學習做事及未來前途的輔導。因此，在作業學習時，一定要克服或儘量減輕異常的行動，以期朝向這個方向進行。

2.輔導的方法

現在把具體的事項加以敘述。

(1)、關於脾氣暴躁、恐慌、害怕

自閉兒會脾氣暴躁、恐慌都是難免的。這些現象若不減輕，想要讓孩子工作是不可能的。所以，孩子有恐慌的狀況出現時，用叱責來抑制或放手不管，都不是好的解決之道。因此，孩子會恐慌時不要擔心，應以毅然的態度面對，並經常讓他做有目的的行動。通常，會引起孩子的恐慌，一定是對行動很固執，而行動模型又崩潰了，就會出現這種現象。

總之，要有耐心，就算花很多時間也在所不惜；該做的事，一定要讓孩子做完才是重要的。同時，一定要徹底的輔導，並且反覆的做，漸漸地就會產生正確的行動模型，而恐慌也必定會減少。

如果在作業中，特別容易引起恐慌，這時要積極的面對恐慌，讓孩子繼續完成

工作；讓孩子多注意工作，就能忍受不必要的恐慌。

(2)、要和孩子一起工作

自閉兒在作業時，容易造成我行我素，所以，讓他一個人單獨地做，不知不覺就會把自己關在象牙塔內。和老師一起作業時，需做把工作一個一個完成的輔導。經常看到有些老師站在監督的立場，只是指示或加以注意，讓孩子很容易進入恐慌的狀態。坦白地說，老師若不做示範或和孩子一起工作，作業能力就無法提高。

和孩子一起工作時，與其在孩子面前工作，倒不如在孩子的旁邊或後面作業，如此，孩子的情緒漸能安定，精神也較能集中。

(3)、要了解孩子的實態，給予適應特性的作業課題

「因為容易脾氣暴躁，而引起恐慌，所以不能使用機械及工具」，基於這種情形，就只給孩子單純的工作，也不做特別的輔導，經常有此現象。的確，光看孩子的異常行動，幾乎所有的作業都不會做，可是如果給予實際作業的機會，能做得很靈活的孩子也很多。

在農場上，讓自閉兒使用耕耘機，他會很高興的去工作。曾有這樣的例子，一個從未使用過機械的自閉兒，給他使用縫紉機的機會，竟做出連老師都無法做的作品來。能做工作的孩子，恐慌自然會減少，而且集中力確實會持續下去。

所以，要趁早了解孩子的實態及特性，以設定合適於孩子的作業。例如：對機械的聲音有興趣的孩子、對機械振動的韻律，心情會感到舒適的孩子，凡事都要做得一板一眼的孩子等，各有各的特性。因此，能夠利用孩子的特性，設立合適的作業，這些孩子的作業能力必能提高，障礙也必能克服或減輕。

職業場所的適應

問 把人際關係有障礙及異常行動的自閉兒，送到社會中去，讓他工作不是件容易的事。所以，自閉兒實際從事工作的人並不多，而且他們對現實社會的理解也不夠。若想讓他們在現實社會中工作，適應工作場所，該如何輔導呢？

答

1.適應職業場所的結構

要讓自閉兒適應職業場所，是教師及雙親最感頭痛的問題。以下，就自閉兒在職業場所適應情況的幾個要點予以敘述。

(1)、要重視現場的實習

「把這種孩子送到職業場所工作，那只會造成別人的麻煩，應該讓他們留在校內，接受更多的輔導。」常聽人這樣說起，其實，這是錯誤的論調。自閉兒要看時間、地點、氣氛如何，行動會有所不同，因此，有必要送到職業場所，去做適應的訓練。不應該是在學校輔導，情緒能安定且會做工作之後，再送到職業場所，而是不管情緒是否不安定，或工作是否做得不好，也要送到職業場所去，以求情緒的安定，提高職業場所的適應力及作業能力，這種實際的輔導是很重要的。

若障礙的程度很嚴重，並非就讓他遠離職業場所，反而是要他積極地做實習嘗試，使他成為能工作的人。

(2)、要加深對職業場所的理解

既然要把孩子送到職業場所，所以，對職業場所的意義不可不理解。特別是自閉的孩子，有時連老師也不願接近他，假如對於職業場所一點也不熟悉，工作會有更加一層的困難。

若把自閉兒送到某個職業場所，不管問他什麼，只會照話學話，如此一來，讓人感到生氣；有時，脾氣很暴躁，讓人有恐怖之感而不敢接近。

2.加深職業場所理解的功夫

那麼，要如何加深孩子對職業場所的理解呢？應按如下的步驟以求理解。

⑴、事前先到職業場所去，把自閉孩子是屬於何種狀態，坦白地說出實習的必要性，讓職業場所的負責人理解。

⑵、最初可以先採借職業場所，讓孩子做作業學習的方針，而且老師要陪著孩子一起作業，使孩子能夠適應職業場所的氣氛。同時，也要讓在職業場所工作的其他人，了解如何對待自閉孩子。

⑶、能勉強適應職業場所之後，要請在職業場所工作的其他人幫忙，對這個孩子的輔導，並觀察孩子適應的狀況如何。

⑷、若有適應的可能性時，儘可能將實習期間延長，使之對職業場所的適應能更完整（特別是人際關係的改善）。

⑸、如果不能適應時，要觀察原因為何，再找尋新的職業場所讓他實習。

不論在什麼時候，老師和職業場所的其他人應相互溝通，如此可以成為加強理解自閉孩子的重要點。

3.要選擇適合孩子的實態與特性的職業

自閉兒的形態很多，有人適合在鐵工廠工作，有人適合在麵包店做事。總之，要儘早了解孩子的實態及特性，然後找出孩子最適合從事的職業場所。所以，要如何找適合孩子的職業場所，以及要如何儘早選出呢？其實，對職業場所的適應，等於是就業的首要條件。

職業場所的選擇，光靠孩子會不會勝任這份工作是行不通的。關於人際關係、環境設備、氣氛是否合適等，均要從各種角度來檢討，最後才能下決定。有時，雖然能把工作做得很好，可是和職業場所中特定的人，不能和好相處，一遇到這個特定的人在身邊，就會引起恐慌；或是，雖然工作氣氛很融洽，可是交通上卻有問題的孩子等，各個的情況皆異，甚至有些孩子在職業場所的氣氛非常適合的情況下，卻不肯工作的也有。

總之，自閉兒在適合的職業場所實習的時間愈長，而後工作情況會愈良好；所以，一定要特別慎重地選擇職業場所。

休閒輔導

問 我是一位自閉兒的母親，每逢放學後、週末、暑假等閒暇之時，就為該如何讓孩子消磨時光而極感頭痛。因為，雙親總無法每天陪著孩子，可是孩子自己玩，又會玩著固定的遊戲，請問該如何安排孩子的休閒生活？

答 1. 安排玩伴

正如普通的孩子一般，在自由的時間要和玩伴一起遊戲；可是自己無法找玩伴的自閉兒，希望雙親能替他們安排玩伴。當然能加入社區孩子的遊戲是最理想的。由於自閉兒會很清楚的觀察周圍的環境，所以，只要不斷讓他們接觸玩伴，就會產生遊戲的意識。如果沒有不斷地做此嘗試，只是讓孩子在家過著親子的生活，生活會日趨固定化。

為了使自閉兒朝好的方向發展，有好的開端很重要。如何讓孩子有好的開始，就是多給孩子找玩伴的機會。如果和玩伴一起快樂遊戲的機會很多，對母親而言，可以減輕精神上的疲勞。而且正因如此，在家中親子相處的時刻會更融洽。

2.在日常生活中

日常的閒暇主要是放學回家後的時間，而休閒的安排中，孩子可能最感興趣的是每週一次的游泳課程，由於有義工協助，所以，可以採一對一的方式進行輔導。

平時，每個孩子的心理，好像都一直在等待這一天的來臨，就連很少開口說話的孩子，也會說出想去游泳訓練的話。安排星期×有快樂的事要做，讓自閉孩子有期待的心理是很好的做法。

另外，亦可利用星期六的下午進行各種活動，例如：每月一次利用療育中心的體育室，請對幼兒教育經驗豐富的人來輔導，透過韻律運動或快樂的遊戲，讓休閒時間充實渡過。

在寬廣的地方讓身體活動，進行簡單的團體運動，約一個小時後，大家坐下來進行分組練習，因為他們是屬學齡期的孩子，剛開始總會有忽然站起來遊戲的人。可是一年後，就會聽話而乖乖地坐在地板上，就算有新的孩子加入，也很容易就適應了。平常在家裏什麼事也不肯做的孩子，只要改變場所，就能和大家一起做事，並能建立有意義的時間觀念來。

其他方面，有學習皮革工藝或進行團體野外活動，每年舉辦親子郊遊，諸如此類的活動也是很重要的。

3.暑　假

放暑假的確是件快樂的事，可是要和自閉孩子渡過那麼長的假期，讓人頗覺困擾。可以利用這段期間，讓孩子做作業實習，和某機構或是能接收自閉孩子的職業場所進行溝通，以中學以上的孩子為對象，讓孩子住在工廠的宿舍裏，每天上班是平常得不到的體驗，這富有極大的正面作用。對雙親而言，可培養出自閉孩子也能工作的自信心來。

4.要朝向未來發展多下功夫

要從自我的象牙塔內走出是極困難的，因此，對自閉孩子特別要下功夫的原因在此。閒暇的時候，要讓孩子有一些事做，不要以為這類的孩子什麼事也不會做，事實上，有時稍微有一點開端，他就可以學會做很多事。要發覺對這個孩子該如何做的方法，就應不停地嘗試。至於在家裏的生活方式，要和學校的老師保持密切聯絡與溝通是很重要的。

在孩子長大成人後，若每個自閉孩子都能找到自己生存的意義，那將是多麼好的事情啊！

性——對異性的關心

問　我是一個國中二年級男生的母親。最近，他的身體有特別明顯的成長，所以以後對性的感覺會如何？對女性的關心又會如何？真是令我擔心。對這種孩子該如何輔導。

答　自閉兒和他人之間的感情，無法聯繫的有這種特徵的一群孩子。在日本，最早提出這個報告是在一九五二年，初期所報告的例子當然是已經成人了。在日本進行最初的追蹤調查是名古屋大學的若林慎一郎先生，他在一九七五年提出報告。我們就從這年開始的四年間三十一例調查中，舉例出來說明。

自閉男生佔壓倒性多數，當然他們對女性也會關心。簡言之，要說是全人格的關心，不如說是對屬於某種事物的一部分表示關心。

事例1

有一個自閉孩子在電車上，握了隔壁女性的手，因此，被抓到警察局去。隨後，這個孩子的母親，從自己很少說話的孩子口中所說出簡單的話語，得知係因坐在隔壁的女性手指上塗了指甲油，而他的心理覺得這是多麼奇怪的手啊！所以，就伸手去握。

事例2

有一個自閉孩子在一家小型鐵工廠裏工作，這家工廠是所謂的家庭工廠，地方相當地小。老闆娘平常也穿著工作服一起工作，當時也無任何問題發生，而這個孩子也不把她當成異性來看。可是有一天，老闆娘很不幸地在坐計程車的時候，被後面的車子撞上，得了鞭打症而無法工作。此時，老闆娘只好在穿著睡衣的情況下，在屏風後面把頭伸出來輔導他們工作，可能因為只看見臉的緣故，才感覺老闆娘是異性了吧！所以，他就經常到曬衣場，用手摸老闆娘的衣服。

事例3

這個人大約是二十七、八歲，一月初的時候，到廟裏去拜拜。因為人群太過擁擠，所以，一沒站穩就被後面的人擠得往前撲去，於是他就伸手抓前面人的肩膀。很不幸地，這個被抓的人是一對新婚夫婦的太太，聽到太太的驚叫聲，丈夫就轉頭看發生了什麼事。結果，他看到了一個和自己同年齡的男性站在太太的身旁，就立刻追問為何用手抓他太太的肩膀。可是這個男子是自閉患者，所以，無法回答對方的問題，這位丈夫就很生氣的罵：「色狼！」

此時，這個自閉患者用自閉症特有的照話學話方式，也回答：「色狼！」於是他被帶到警察局，這個男子的母親一聽到這件事，馬上趕到警察局說明原因，才沒有演變成大事件。而這個男子把「色狼」二字牢記在心，可是卻不明其意，所以回家查字典，才恍然大悟。

從以上例子看來，自閉兒和他人之間的感情雖然無法連結，可是生理方面的衝動卻很發達。乍見之下，未來的人際關係發展是很奇妙的。不過，這種情況不會長久持續下去，或許每個孩子都有這樣的時期，但過了這個時期之後，會留下來的印象卻很深刻。

雖然一樣是自閉的孩子，可是也有程度的差別。若症狀較輕微時，關心對方的方法比較正確，而接觸異性的心理也較為正常，只是這種例子出現的機會不多，就算會對異性表示關心時，其對「老師」（只有幾歲之差的人）的存在，尊敬與關心會相混，讓人有這種印象。

如果先說結論，和人之間的感情聯繫非常薄弱，是這些孩子最根本的特徵與原因，但是，因而會發展成嚴重問題的並不多。

結婚

問　我在特教學校的高中部輔導幾名自閉孩子，曾和孩子的雙親多次面談後，有關孩子的結婚問題是最主要的話題。請問有這種孩子結婚的報告事例嗎？因為，我教導的孩子中有能力比較高的人，我希望能讓他們在社會上自立……。

答　這個問題和前述自閉孩子的「性」有關聯。請參考以下的報告事例。

有關自閉孩子結婚的報告，以一九四三年的卡那為開始，在日本則以一九五二年的中澤妙子為最初的報告，關於這點在書中多有提及。

所以，有關自閉兒到成人的狀態之追蹤調查，西方國家的報告約比亞洲早了十年。

此外，還有別種的報告，那就是第一位報告者的卡那。最初報告中的十一個例子，在二十八年後再進行觀察，結果在一九七一年出現。其中有「D」的好例子，三十四歲，工作正常，可是對異性不感興趣。

日本市立教育研究所的報告（這是向政府機關提出的內部資料，市面上無銷售）中，有自閉者表示「想要結婚」，而這位自閉者是一位女性，能力很高，工作也很順利成功。

在這個例子中，「因為這位女性自閉者的工作是銷售女性商品，同事間自然而然地談論有關結婚的話題比較多，而且有不少同事都結婚了。所以，是否站在結婚是人生大事的立場來想。」至於當時的情況，就不得而知。

以自閉者來說，是不可能採取主動追求的意識。然而，從基本的特徵來看，和人的感情方面欠缺連結的自閉者，要求以感情的聯繫為前提的結婚是極困難的問題，這點要從事實來理解才可領悟。

地區的共同組織

問 聽說在外國，有關自閉兒的地區共同組織，正在積極的推動中。若在國內，也要實踐自閉兒的地區共同組織，請問應以何種方式進行呢？同時，有關自閉症障礙的特性，需要顧慮的重點為何，請一併說明。

答 1.家庭生活與日常功課

如果要真正地實施自閉兒的地區共同組織，首先要使孩子的家庭生活能安定。自閉孩子對日常生活，通常能反覆地做日常的功課，而有顯著安定的傾向。因此，每天的生活是否有規律，將是實施地區共同組織的前提要件。若家庭內的日常生活習慣，還未呈安定的狀態，若貿然地推進地區共同組織，只有使在其中的自閉兒的精神心理狀態造成混亂，也會擴大不安的可能性。

早上起床後，洗臉、刷牙、吃早餐，然後到學校。放學後，和母親一起做家事、散步、做些雜事，其餘的自由時間則聽聽音樂或騎腳踏車兜風，讓放學後的時間能充實的渡過。晚飯洗澡後，和家人做習慣性的交談，休息一下，然後睡覺。若有正常規律的生活，就可利用多樣的社會資源，實施地區共同組織。

地區共同組織是利用社區的各種資源，讓孩子在學習、發育、情緒的安定方面有所幫助，進而在日常生活中營運。

同時，要建立地區共同組織的前提，就是要開拓各種地區資源。例如：有各種運動設施的場所，為了自閉兒或其他障礙兒，可以開放給他們做各種活動。最近，游泳訓練班或文教社團等不少機構都肯接受自閉兒。

此外，可當做休閒活動的地方，有各地區的兒童館、音樂教室、皮革工藝、刺繡、美術教室、陶藝教室、騎馬俱樂部、ＹＭＣＡ、童子軍活動中心等，可讓孩子定期參加這些場所舉辦的活動，但需向這些場所的負責人請求協助。

要使自閉兒能運用社區的生活資源，必須先讓生活習慣有正常的規律，然後再進行。從一週間的生活程序有某種程度的固定，才有可能過安定的生活。

例如：星期五到游泳訓練班，星期六到陶藝教室，每隔一週的星期日參加YMCA的野外活動，大體上把一週的生活程序規劃出來。

在家裏要做每天的功課，也要有戶外活動，更要過社區的生活，如此反覆地按一週間的程序生活。

2.輔導的方法

一般說來，自閉兒過自由時間的方法極不理想，主要係因為行動上有問題，所以被視為異常行動，其實，這個問題絕大部分是因有太多自由時間所引起的。在自閉兒的自由時間內，不知該讓他做什麼，就成為不安、混亂、躊躇的時間了。

另外，還有令人感覺痛苦的事，就是孩子對新的輔導無法理解，因而引起的混亂，反比其他的發育障礙更大。

所以，自閉兒想利用社會資源，成為新的輔導場所，則輔導的方法是否能讓對方理解是很重要的。因此，一定要用正確的方法加以指示、引導孩子。

自閉兒若能理解輔導時，就要讓他反覆地練習，一旦練習嫻熟後，將會變成孩子的習慣，這樣的做法可使孩子獲益良多。

第十章　行動的偏差

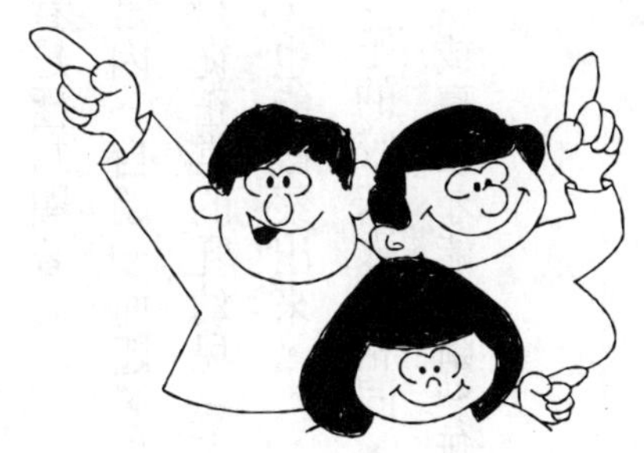

行動偏差的觀察法

問 自閉兒的行動，總讓人覺得有偏差。在行動上表現的偏差是自閉兒的特徵，是否無法矯正？請說明自閉兒的行動偏差觀察法及輔導法。

答 事實上，自閉兒表現在行動上的偏差，就輔導上來看是極為顯著的。

如果看待脾氣暴躁、照話學話等的特別行動，就認為是因「自閉」而起，以此角度來看是有待商榷。所謂自閉兒行動上的特徵，大部分是從正常的乳幼兒（尤其是在環境不豐碩的家庭養育的乳幼兒）及智障孩子的行動，也能觀察出來。

由於自閉的孩子咬指甲和蒙古症（Down's disease）孩子的咬法大致相同，因此每日實際做輔導的人，幾乎對診斷名稱（專門機構的醫生或專家才能診斷）無須擔心。反而需操心的是其他方面。

1. 行動的觀察與分析

對於行動的方法，最初要觀察的是開始的行動。有些人太過熱心，對初次見面的「有問題行動的孩子」，就在當場進行輔導。

偏差是不是要立即改善？以前家庭和學校的輔導沒有效果的原因為何？孩子的行動學習要做記錄與檢討，這些資料都要整理起來。剛開始時，若不充分做行動觀察就逕自輔導，則到底要朝何種方向輔導，恐怕連輔導者也搞不清楚。所以，要避免主觀的記述。

2.目標的設定與課題的分析

充分進行行動觀察後，若將這本記錄拿給他人看，他會說：「的確需做行動的改善……」等，表示真能明確了解。又，例如：不斷用手打自己的頭，發出奇怪的聲音，在這些行動背後，還隱藏著看不見的其他行動也需要引出，這樣才能設定當前的目標。

其次，對各種目標是否能達到，要詳細的分析成各種步驟。（為了避免以後「碰到牆壁！」和自我婉惜的嘆息，每個步驟均要仔細。不管是細心或粗心的孩子，輔導者都能強化他們的行為。）這種作業在進行中，配合著家庭和學校的情形，也能浮現出具體的方法。

3.輔導的優先順序

如需要改善偏差行動時，那麼，這個行動發生的頻率和品質是問題所在，而且需要改善的行動絕非只有一種而已。那麼，要從哪一項目開始輔導，坦白說是大有原則的。

若被認為是「問題行動」而受到注目時，很多行動都要矯正，最優先的輔導應是這個孩子會危及家人或他人生命的行動。其次，是這個孩子的行動會造成家人在精神衛生上的危機。這些行動項目，要比其他更為優先、緊急的集中進行。

對行動的偏差，用種種的方法謀求改善是重要的，然而能提高輔導效率，則需要充分考慮而進行日常輔導的「實績」才有此結果。

在此，所謂充分考慮的事項如下：

提示刺激的選擇，要適當的進行，同時對朝向更理想的行動，則要分為幾個階段作有計畫的強化（進行時，切不可偷工減料）。因此，平常的輔導是一切行為的基礎。

恐慌

問 以我行我素的方式遊戲，自己玩得很快樂，若想要這個孩子做某件事而給予指示，他就會亂叫、亂跳，甚至大聲哭鬧。每次在進行輔導或參加班級活動時，一遇到這種情況就必須中斷。請問對這種容易產生恐慌心理的孩子要如何輔導？

答 「恐慌」一詞是對孩子的大喊大叫經常使用者，所以，既然使用「恐慌」來表示這個孩子的狀態，恐怕這個孩子是相當的特殊吧！

1.脾氣暴躁（行動）

「恐慌」本來是社會學或社會心理學的範圍所使用的辭語，意指引起群眾恐慌的情況，可是在無意間也有人把脾氣暴躁稱為恐慌（擴大順序性以及強調這種情況的人）。

可是，從使用的方式來看，「有嚴重的恐慌」、「雖然恐慌，只是哭鬧而已⋯

……」。自閉兒表現的脾氣暴躁，真可用恐慌來述說嗎？在此，自閉兒所表現的脾氣暴躁、乳幼兒所表現的脾氣暴躁，甚至老人所表現的脾氣暴躁，均應用「脾氣暴躁」來稱呼比較貼切。所以，「恐慌」要用「脾氣暴躁」來回答。

2.行動的A・B・C

首先，輔導前應做充分的行動觀察，儘可能仔細的記錄，如此就用行動的A・B・C（上表）即可理解。為何會引起脾氣暴躁，若是以推測或不是以推測之時，就要注意行動的A・B・C中的B・C（不是A・B），即可看到輔導的目標。

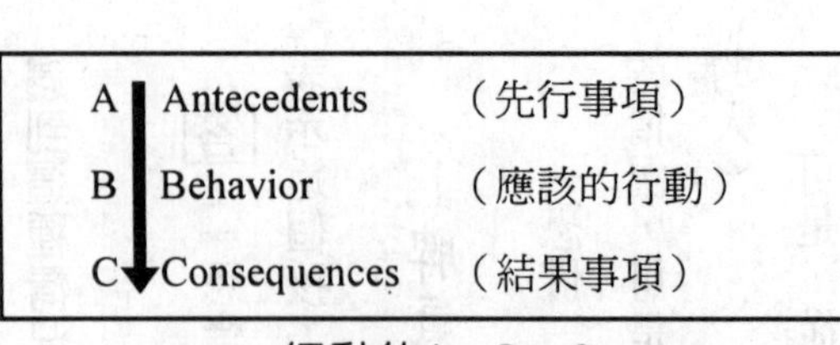

行動的A・B・C

如果有脾氣暴躁產生之後，不要去理會它（無視情緒存在的計畫，簡稱為不理會）。正在脾氣暴躁的行動中，或許在脾氣發洩完後，周圍的反應方式，恐怕會對孩子的脾氣暴躁有強化的傾向。所以，要用「行動的A・B・C」之C來操作；若開始不理會的計畫時，暫時不要抱他，也不要去責罵他。

採用不理會的計畫時，剛開始孩子的脾氣暴躁可能會更形激烈，數日後脾氣暴躁的頻度會次第減少，所以，不理會的計畫，要持續進行二～三週。在這個期間，關於孩子脾氣暴躁以外的行動，要用讓孩子能感覺舒適的態度去接納。因此，脾氣暴躁和脾氣暴躁以外的行動，周圍反應的方式要明確對照表示是非常重要的。

3.其他的方法

進行不理會的計畫，經過一個月之後，若脾氣暴躁的頻度和強度仍無改善的情況時，就有必要改用別的方法。根據行動的A・B・C，有如下的說明。

(1)斷絕行動的連鎖

就是根據脾氣暴躁行動（B）所得的線索，仔細觀察記錄所得之結果，將小單位行動的產生順序的操作方法，根據指示和動作的援助下，改變對小單位行動的產生順序，或是小單位行動的a和b間有一段空間，抑或加入新奇的行動（如：跳躍後，才仰臥在床上睡覺）等。

(2)練習脾氣暴躁

脾氣暴躁是孩子「自發性」的行動，把它根據指示來做是本方法的特徵。按指示的行動來做而成習慣，和要求脾氣暴躁有關聯的動作，由於在指示之下去做是屬完全不同的情況，這樣會引起孩子的興趣。所以，把A・B・C的B，用別種的狀況來練習。

自傷

問 有一個國中一年級的男生，常有自傷的現象，像用拳頭打自己的頭，或用手指撥弄指甲。做這樣的行動，並非心情不好才做，而是不知不覺就做這樣的行動，請問要如何處理這種情況呢？

答 自己會危害身體的行動，稱為自傷（行動）。正如我們幾乎不了解抓癢開始的契機一樣，只覺得抓過癢就會很舒服，而多半的自傷行為連自己也不明白。

1.行動的觀察與分析

成為問題的自傷行動，是由小單位的行動所構成，因此，先要做這樣的觀察。同時，在行動開始時，要加以留意每次是否做同樣的行動。例如：表1的四種行動單位之判別。表1和2，相當於前述行動的A・B・C的A，3相當於B，而4的自傷結果相當於C。從這些表中，就可想出應對的方法。

2. 輔導的方法

(1)結果事項（C）的操作

首先，要考慮改變打臉這種行動（B）的後面事項（C）。用同情的語氣來說：「不可如此做，一定很痛吧……」，以消除C的行動，通常頗為有效。

(2)A↓B的連鎖和B內容的操作

訊號（A：呻吟↓伸出手臂）之後，做打臉以外的行動，也就是要改變行動連鎖的構成。同

1. 「唉呀！」會發出呻吟之聲。
2. 將右手的五指併攏，伸出手臂來。
3. 打自己的臉。
4. 周圍的大人看到這種情況會說「不可以這樣做！」接著，又皺著眉說「很痛吧！」之類的注意。

表1　打自己臉的自傷行為分析

a. 用右手打右邊的臉。
b. 用左手打左邊的臉。
c. 用右手在臉的前方彎過來打左臉。
d. 用左手在臉的前方彎過來打右臉。
e. 將右手彎過後面的脖子打左臉。
f. 將左手彎過後面的脖子打右臉。

表2　打自己臉的各種方式

時，要故意說「做各種打臉的練習」，以改變打臉行動的內容。放置不管的頻繁行動，要在指示下來做，以改變打的內容，最後再消除打自己的行動。

例如：各種打臉的方法和表2。若附帶著其他動作來進行，就需要更多改變的方法。像邊喝飲料邊緊縮腹肌……等。同時，要邊給予指示邊下功夫練習，慢慢改變包含行動單位的行動，最後要改變成不打臉的行為。

3.危險的自傷

孩子用自己的手指插入眼睛、不斷地挖眼球、咬手指、用頭撞牆壁等，都是會危害身體的行動，必須立刻想出解決危害自己生命及身體行動的策略。

這時候若要分析自傷的單位行動，不如立刻制止這樣的危險行動，比較有效。例如：給孩子戴上拳擊手套、頭上戴安全帽，同時要讓孩子做自傷行動以外的舒適行動。至於有激烈自傷行動的孩子，在團體輔導中想來改善是很困難的（例如：每次引起自傷行動時，就把整個教室噴上氨氣，讓臭味瀰漫整個空間，總是不可行的），那時，就必須進行個別的輔導。

對他人的危害

問　有一個人在公車上掉了一枚硬幣，彎身去撿時，卻被一個有問題的孩子拉住耳朵。另外，也有向別人吐口水，或拉別人頭髮的對人方式，常常接到類似事件的報告。請問每次發生這樣的事件，該如何處理，而輔導的方法為何？

答　當孩子要做危害他人的行動時，在旁的大人要採取如下的行動。

首先，用「溫和」、「誠懇」的語氣告訴這個孩子，讓他了解這樣做別人會很痛；若不聽，就要叱責他。

如果這種溫和、誠懇的規勸，仍不能改善對他人危害的行動時，其原因為何？用叱責方式也不能改善的原因為何？這主要都是輔導技術不足所造成。

1. 事後的輔導

在引起危害他人的行動前後，有以下五種的輔導。

(1)、暫停

在一定時間內（五分鐘），讓孩子坐在遠離班級的座位（若有暫停用的房間更好）。必須讓孩子面壁（空白的牆壁），靜靜地坐著。若中途站起來，或是大叫，則將時間延長一～三分鐘。若時間延長的總時數達三十分鐘之久，表示暫停的方法沒有效，應改用其他的方法。

(2)、反應代價法

這個方法就好像駕駛車輛者的經常違規，會加重處罰。對於不斷破壞約束的孩子，將孩子喜愛的行動（例如：看電視、吃點心等）在這一天就不准他看、不准他吃，以做為處罰。

以上兩種方法，尤其是暫停的方法，對喜歡做自我刺激的孩子是沒有效的。

(3)、過度矯正法

過度矯正法是對於被咬傷對方的治療，或附帶的一些人事，不去叱責孩子，而用很單調乏味的音調指示孩子一個個去做好的方法。

(4)、不理會的計劃法

這是對加諸他人的危害不大，而他人也不會反應（叱責或打）者，在這樣的情況下是有效的。

(5)、處　罰

將孩子不願意做的事，故意讓他去做。打或怒罵是大家經常使用的處罰，可是在自閉孩子的心中，打或罵並不算是一種處罰。處罰是會有一時的效果，可是有很大的副作用，因此，在對他人有深刻的危害時才可使用。

此外，處罰要有一貫的強度，並應遵守施行原則的注意事項，然而，處罰恰到好處是很困難的，所以，儘可能不要使用。

2.預防的輔導

(1)、物理的統制

要讓孩子無法產生對他人危害的行動，需調整成這樣的環境。例如：經常一開口就要咬人的孩子，就讓他戴上捕手面罩；會亂摔東西的孩子，把屋裏易碎的東西收好，或是把東西平放，不過，這種方法是權宜之計，屬物理的統制範圍，最重要的是，對適切的行動要做輔導。

⑵、適當的行動練習

使用嚴密的方法強化孩子的行動，也就是，讓孩子不要一看到別人的身體就去咬，而是去觸摸的學習。其次，要做經過對方的許可才能觸摸別人的練習。對於可做觀察學習的孩子，利用這樣的輔導是有效果的。

⑶、DRI

這是讓孩子無法做危害他人行動的方法。例如：會咬他人的孩子，要做在他人面前把口閉起來的行動學習，若想要咬人時，就指示他「把口閉上」，即可預防。又如：會抓別人頭髮的孩子，就要輔導他「把手放下」（立正的姿勢亦可）。

固執（之一）

問 有一個國小二年級的小男孩，每天上學或是睡覺都要抱著一本漫畫書。又，如果在家裏發現電視沒有打開，就會很不高興，然後自己去把電視打開。所以，會固執地拿一本漫畫書或是打開電視，是否可視為一種「精神安定劑」，這樣行為真的好嗎？

答 1.對大人的「精神安定劑」

對某些表現強烈固執於某物的孩子，周圍的人會說它是「精神安定劑」。然而有關自閉兒的輔導，「不安」乃至「精神的不安定」的狀態，到底該如何應付，其中有大問題存在。若說自閉孩子的這種現象，是一種「精神安定劑」的表現，不如說是身旁大人的「精神安定劑」更為妥當。

對周圍的大人而言，看到固執於拿著漫畫書的孩子，是會引起操心的行動；而有操心的行動出現，心中的焦躁感必會高漲。所以，周圍的人就想要讓他停止這種行動，可是孩子會用自衛的手段防護，若孩子有這種情況，不要加以理會而要予以融化。可是旁人看來是異常的行動，卻要融化之時，必須將有關這方面的事情，做合理的說明，因此，就產生了「精神安定劑」的說法。

會固執的行動，就是對某些特定的對象，有過度注意、關心或集中力持續的現象。如果只是對特定的對象注意與關心時，必無法順利進行讓孩子學習使用其他對象。也就是說，固執會造成困擾的行動，而成為妨害其他學習的要因。當所謂固執的孩子，就是「喜愛漫畫書的孩子」或「喜愛電視機的孩子」時，這種程度的固執要用適當的水平（趣味或愛好）謀求改善到某一程度。

2.輔導的方法

會長期持續或只是短暫固執的孩子，其差別係依其他行動的情況是否能進行，以及有否深刻的關係而定。以下所敘述的方法，是對其他理想的行動做法，若能擴大這種方法和想法是較正確的。

⑴、要操作固執物

對經常拿著特定布製品的孩子，把這件布製品的布漸漸剪掉，使之愈變愈小，到最後只能拿一小塊布，這是最常使用的方法。布料或木塊可剪掉或變小，或用手撕、用腳踩的方法，可使書本變得破爛；玩具車或迷你電車則採螺絲拿掉的方法。凡此種種，是要對象物朝消滅方向的刺激操作。另外，還有讓對象物的外觀不變，但卻不能隨意取拿的方法，例如：在迷你玩具車內灌入水泥等。

⑵、利用固執

固執如能用改變角度來看，即使放著不管，孩子仍會自發地不斷行動，就利用產生頻率高的這點善加輔導。例如：會固執於聞氣味的孩子，可用從一點到另一點劃上一條線這方面來輔導，並進行探討。

利用臘筆劃線的行動（低頻率行動）後，讓孩子聞臘筆味道的行動（高頻率行動）。如此一來，本來拿起臘筆就想聞的孩子，會先在桌上的白紙畫上線條之後，才做聞的動作。也就是在發生低頻率行動之後，讓高頻率的行動伴隨著出現，以後將會使低頻率的行動逐漸提高的原理。

有關固執的高頻率發生行動，要規定地點與時間，讓孩子在規定中進行學習是很重要的。

固執（之二）

問 一個小學一年級的自閉孩子，只走固定的路線去上學。如果走別條道路的時候，他會倒在地上哭鬧不已。同時，在家裏或學校中會把東西排列得很整齊，為何會有這樣的行動產生，連家長也想不出原因，請問輔導的方法為何？

答 道路的順序及東西排列的方式會有固執產生，雖然解釋有很多種，但實際卻無法完全明瞭，但仍有改善的可能。現在的問題行動模式，和以前的行動模式並非「完全相同」，所以，我們從明日的輔導而得到的資訊，並非問題行動的開始期，而是問題行動一直維持到今日。特別是有關現在孩子的行動，及對周圍反應的資訊是極重要的。

1.「現在」的資訊收集

首先觀察孩子的行動。只走道路的右邊或繞遠路走，在這種情況下，輔導的初期可推測讓道路的順序變更有多少可能的程度。

其次，就是對孩子固執的行動，也要觀察周圍的人是用何種方式來對應，並聽取意見。「時常強迫孩子走另一條路，卻一點用也沒有，最後只好放棄。」像這種事也是維持行動的重要資訊。

2.輔導的方法

為了要使輔導結果達到水準，「那個孩子喜愛○○」，程度的考慮就是「愛好」的水準。

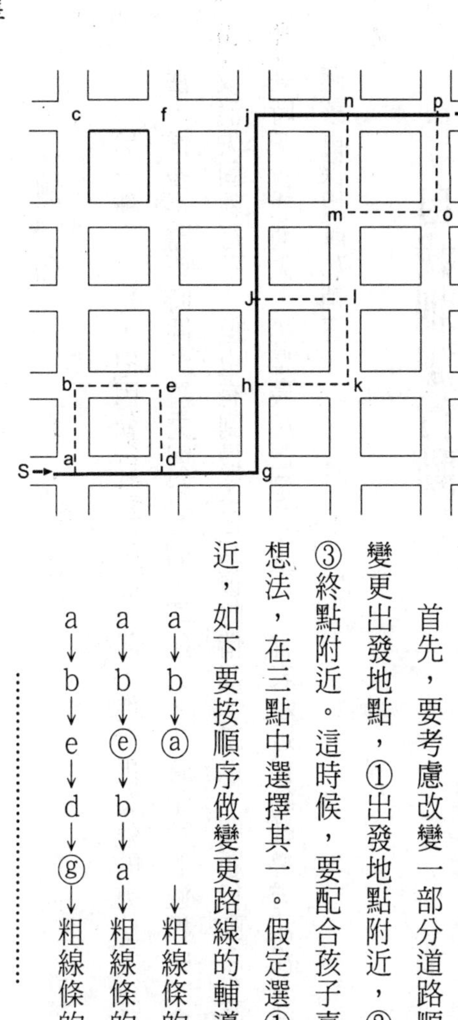

現在以道路順序的輔導為例來探討，假如現在讓孩子按圖示粗線的道路順序的走法。

首先，要考慮改變一部分道路順序。最初要變更出發地點，①出發地點附近，②路的中段，③終點附近。這時候，要配合孩子喜好的環境和想法，在三點中選擇其一。假定選①、出發點附近，如下要按順序做變更路線的輔導。

a→b→ⓐ　→粗線條的路線→Ⓖ

a→b→ⓔ→b→a→粗線條的路線→Ⓖ

a→b→e→d→ⓖ→粗線條的路線→Ⓖ

……………………

a→b→e→h　→粗線條的路線→Ⓖ

（走○印的字母，可讓孩子喝果汁，以資鼓勵）

按所列的方法，陸續開拓新的方法。至於在走路或跑步的途中，可以唱電視的廣告歌曲，提高輔導的效率。

除了道路順序以外，對物品排列順序的固執，也可和前面同樣用慢步驟組合做為輔導方式。同時，對能有更加理想行動產生的強化計劃，也要確實地進行。固執也是一種對社會的適切行動缺乏關聯性，所以，要把固執的行動改善，同時有必要對其他行動進行更多的學習。

3. 飽　和

另一種方法是，把固執行動集中在一起，進行更有效的方法，這就是飽和的做法，惟多半需要時間、體力與耐心的密切配合。有時飽和的過程中，會有一時減少或消失固執行動，但也有到最後會回復的情況。所以，問題行動產生的頻率，縱然一時減少或消失，可是最後還是又回復，就表示這樣的輔導方法沒有效果，此時不應該再採用飽和輔導。

自我刺激行動

問　我有一個國中一年級的女兒，她經常把兩顆眼珠子靠在同一邊，搖晃手指的行動也不斷出現。每次發現有這樣的動作時，我就按住她的手臂，告訴她「不要再動了，實在很難看！」可是，這樣的制止卻沒有效果。若強迫制止這樣的動作，她又會找出別的自我刺激行動來替代，請問要如何應付這樣的情況呢？

答　在孩子表現的行動中，自我刺激行動也許是最奇異的一種。例如：將身體前後搖擺、跳躍行動、拉手指使關節發出聲音的行動、在口中玩弄舌頭、喉嚨發出呻吟的聲音、把手貼在口及耳邊的行動等，實在有太多種類型。這些行動都被認為是孩子自己的刺激，所以稱為自我刺激行動。

1.自我刺激行動的觀察

每次以同樣的方式，而一天內反覆做很多次為特徵。若不做適當的輔導，這種行動會持續好幾年，但是，若用強迫的方式制止孩子做自我刺激行動，孩子會找其他的自我刺激行動來替代，這也是事實。像這種自我刺激行動，是令人極困擾的問題行動。

自我刺激行動的發生頻率，和適應社會行動的產生頻率，有相反的關係。換言之，在一方面會高頻率出現時，另一方面會以低頻率的姿態出現的關係。

在做自我刺激的孩子身邊的大人，對這種高頻率產生的行動，會陷入精神衰弱的情況中。一般人在看到孩子做自我刺激行動時，會伸手抓住孩子的手臂，用物理的方式制止，同時開口說「不可以！」但是，即有研究報告提出，這種應付方式不算理想，造成反效果的實例更是不少。所以，遇到這種情況，乾脆不管（有計劃的不理會）比較好。

2. 妥 協

當看到產生自我刺激行動的孩子，在輔導環境上卻有很大的限制時，才可使用這種不得已的方法。若對某自我刺激行動A，強迫停止後不久，又產生了別的自我刺激行動B。如果孩子身邊的大人認為B的做法比A好時，就讓孩子做B的動作。

3. 學習適切行動的方法

對自我刺激行動的根本輔導方法，就是要學習適當的社會行動，並謀求擴大的計劃。雖然前述要學習社會的適切行動的方法，但做法非一朝一夕就能做好，需要花很長的時間。所以，想要孩子學習適切的社會行動，初期輔導內容是抗拒自我刺激行動（同時不要讓其他的行動發生），這點應充分考慮，此種做法稱為ＤＲＩ。例如：對會搖擺身體的孩子，要讓他倒立；會在口中玩弄舌頭的孩子，讓他把嘴巴打開；會搖晃手指的孩子，就叫他把手指張開放在桌上（放在膝蓋上亦可）等的行動。這些對社會適切的行動要擴大起來，成為支撐學習的方法。

這方法雖然極為理想，可是其他的行動會擴大放鬆，例如：手放在桌上會亂動時，可能會有更麻煩的狀況出現，必須有此充分的認識。

4.做為獎賞的自我刺激行動

在學習社會的適切行動過程中，若孩子按指示做行動時，就要給與獎賞的自我刺激行動，時間約三～五秒。

這是因為即使放著不管，也會（自發性的）不斷做自我刺激行動，而影響其他行動的學習，所以，不如以此做為獎賞的行動反而是比較好的做法。

過動

問 從上學到回家，一直不停地動的自閉孩子。在吃營養午餐時，還未咀嚼就吞下去，並且到處走動，有時候硬要他坐在椅子上，就用手按著肩膀讓他坐下，可是一放手就又到處走動，根本沒有用，甚至還跑到學校外面，請問該如何解決？

答 過動普通指動作太多，使周圍的人非常困擾的這種狀態。雖然有注意力集中持續的說法，但像這種狀態，若要輔導新的課題是極困難的。

一方面改變角度來看過動孩子的高度活動性，可認為是貴重的活動源。從這個觀點來看，有過動的行動特徵出現的高度活動性要好好運用，在某一規則下若能得到社會的理想行動方法，則有必要用此計劃來輔導。

1. 過動與運動

有人曾這麼說過，讓過動的孩子做運動，會使病情穩定下來。這種情況反過來說，去做各種遊戲或運動方法的學習結果，可以得到周遭人們的承認或接受的誇獎行動，促使病情穩定下來。也就是說，能得到社會的肯定是理想行動過程，這個孩子對社會的情況能應付，因此，就會有穩定的情況出現，也許是如此。

可是，只伴隨著身體的疲勞，而想把過動的情況（一時的）靜下來的方法，「現在要到醫院才可以」、「白天要帶孩子參加親戚的葬禮儀式」等，則在萬不得已的情況才使用這種方法。

2.輔導的方法

自閉兒對每日反覆進行的例行慣例，會有固執傾向，於是把此特徵和過動的抵抗行動綜合起來，例如：讓孩子靜靜地閉著眼睛坐著，或打溫和動作的太極拳，務必把這些行動歸納在每天的活動裏。開始的時候，不是示範給孩子看，而是輔導者抓著孩子的兩隻手臂，或做有必要的援助身體運動的輔導。

最初要從孩子認為不勉強的時間開始。所謂「不勉強的時間」，就是要讓孩子對輔導者的輔導能夠接受，例如：練習太極拳，若對輔導者的輔導能適應一分鐘程度，則最初只進行四十～五十秒，就結束練習的意思（一次的注意力集中及持續，即使面對比數秒還短的孩子的做法也一樣)。然後,再有計劃地把時間延長,另外「今天情況特別好」,某日特別大幅地將時間延長的做法,不應採用。因為生病而不上學或暑假之後,要再度設定時間的基準,再次展開輔導的計劃。

別的方法也有利用活動性高的特徵,採以下的方法。例如:在教室裏準備二~十張桌子,並以鈴聲為訊號,讓孩子邊移動座位,邊學習的方法。這時候,在每張桌上要準備各種不同的課題,如果孩子不認真做而「失敗」時,就叫暫停並讓學習坐在椅子上。

按這種方法進行輔導,就是要快樂的活動。在快樂的進行中,自然的形態能得到認同與誇獎,使孩子對這種做法提高興趣,而由於這個方法對社會的強化,將得到預期的效果。

徘徊

問 H到現在已有好多次獨自離開學校及家庭,但並非是逃離這些地方,而只是在不知不覺中就走開了。上課中,會站起來走路,雖然每次遇到這種情況都會加以注意，但始終無法改善，請問要如何輔導呢？

答 如果徘徊的情況一年只發生一～二次時，可當做「例行」來看。如果次數太多，只好認為是令人困擾的行動。若每次出去走動的地點都固定，要找尋就比較容易；若徘徊的地點不固定，就令人十分困擾了。

然而，徘徊行動得不到改善，和無法理解語言不能認為有直接關係。如果對語言不能理解的孩子，現在的適切行動（所有行動的種類及內容）比較少，依此範圍來看，似有少許的關係，惟僅止於這個程度。

1.為什麼徘徊

到底為何漫無目的的徘徊，簡而言之，就是徘徊比當時正在進行的行動或活動更有魅力，才會這麼做。對於制止或禁止自己的行動，或討厭輔導者的指示，所以要從這些情況中把自己解脫出來也不一定。

另外，聞到別家的食物香味，就不知不覺地走了出去，也有這種情況吧！

2.輔導的方法

因為孩子現在所處的環境缺乏魅力，或是孩子還未學習適應的行動技術，所以才會有徘徊的行動出現，如果用這種方式來想，就有如下的輔導方法。

(1)、環境操作

就是對授業的進行方法或輔導形態，以及對孩子的談話和當時的音量等，要讓孩子對「環境」（刺激）感覺有魅力，有必要做這種改變。

因為過分重視團體行動，而忽視了自閉孩子的能力及特性，加上每日排出的課程過於勉強而造成徘徊行動，或許是孩子所做的理想行動，老師忘了誇獎也是原因之一。對圍繞著孩子的環境加以評估，導致消除徘徊的行動。所以，每變更一個新環境，就要再次評估環境，其對徘徊行動的改善是有效的。

(2)、外出走動的輔導

每個人都會有到外面的時候。自己的孩子將來能單獨搭乘火車、公車等交通運輸工具，是雙親心中的願望。可是因為徘徊而成為問題的孩子，他到外面的方法進行得不理想，所以，有必要教導他外出時應注意的事項。

外出輔導的目標，就是「利用語言或表示，得到周圍大人的同意後，才可單獨外出。為了安全起見，要限制外出的路線」。

尤其是徘徊行動頻繁的孩子，在輔導的初期儘可能選擇孩子喜好的路線行走。外出時，一定要經某些人的許可，這點要讓孩子知道。並且每次一定要這麼做，才是極為理想的行動模式。

此外，要培養孩子從早開始戴上手錶的習慣。若孩子不會看文字盤的數字，就要換成舊式的數字錶。手錶的文字盤和長短針要塗上色彩（塗色的作業，只要把錶面的玻璃拿下來即可）。

例如：長針到了特定的色彩時，就要回家或是該上學了，做這種行動學習。如果能按特定的時間回來（因為在輔導的初期，有大人陪伴一起走動，所以會照著同樣路線回來）時，要好好誇獎孩子。若孩子覺得口渴，除了誇獎之外，可以給予果汁或冰淇淋做為獎賞。

有了這些輔導之後，才可用「今天要做〇〇的時間到了，所以，不可以隨意外出走動。等到短針走到藍色的時候再去。」

這種指示才能發揮有效的作用。

附錄：

．中華民國自閉兒基金會

地址：111　台北市士林區中山北路五段八四一號四樓之二

電話：886-02-28323020　傳真：886-02-2832-5286

http://www.fact.org.tw

．中華民國特殊教育學會

連絡地址：106　台北市大安區和平東路一段一六二號　國立台灣師範大學特殊教育學系

連絡電話：02-2356-8901　分機125　陳佩君小姐

傳真：02-3343-1055

．中華民國自閉症總會

會址：104　台北市中山區新生北路三段六八巷四三之八號一樓

TEL：02-25926928　02-25918356

FAX：02-25947051

http://www.autism.org.tw

- 台北市自閉症家長協會

地址：103　台北市大同區承德路三段六三號二樓

http://www.tpaa.org.tw

- 國立台北師範學院特殊教育教中心

地址：106　臺北市和平東路二段一三四號行政大樓二樓（特教中心）

電話：02-2732-1104分機2151-2

http://r2.ntptc.edu.tw/html/autism.htm

- 台北縣自閉症協進會

會址：241　台北縣三重市中正北路五〇八巷二一號

電話：02-2980-2332　2971-8279

傳真：02-2971-0139

- 台中市自閉症教育協進會

會址：408　台中市南屯區東興路一段四五〇號（台中市愛心家園）

電話：04-24723219，04-24715873

傳真：04-24723214

http://www.taea.org.tw

• 台南市自閉症協進會
地址：701 台南市崇信街九七號四樓之三
電話：06-289-6998
傳真：06-289-7004

• 社團法人高雄自閉症協進會
地址：800 高雄市新興區中正三路二八號九樓
電話：07-2367763
http://www.ksautism.org.tw

• 高雄市自閉症協進會
地址：800 高雄市中正三路二八號九樓
電話：07-224-7763
傳真：07-224-3775

• 屏東縣自閉症協進會
協會地址：900 屏東市建豐路一八〇巷五三號（身心障礙福利服務中心）
電話：08-7351024
傳真：08-7351025
http://myself.tacocity.com.tw

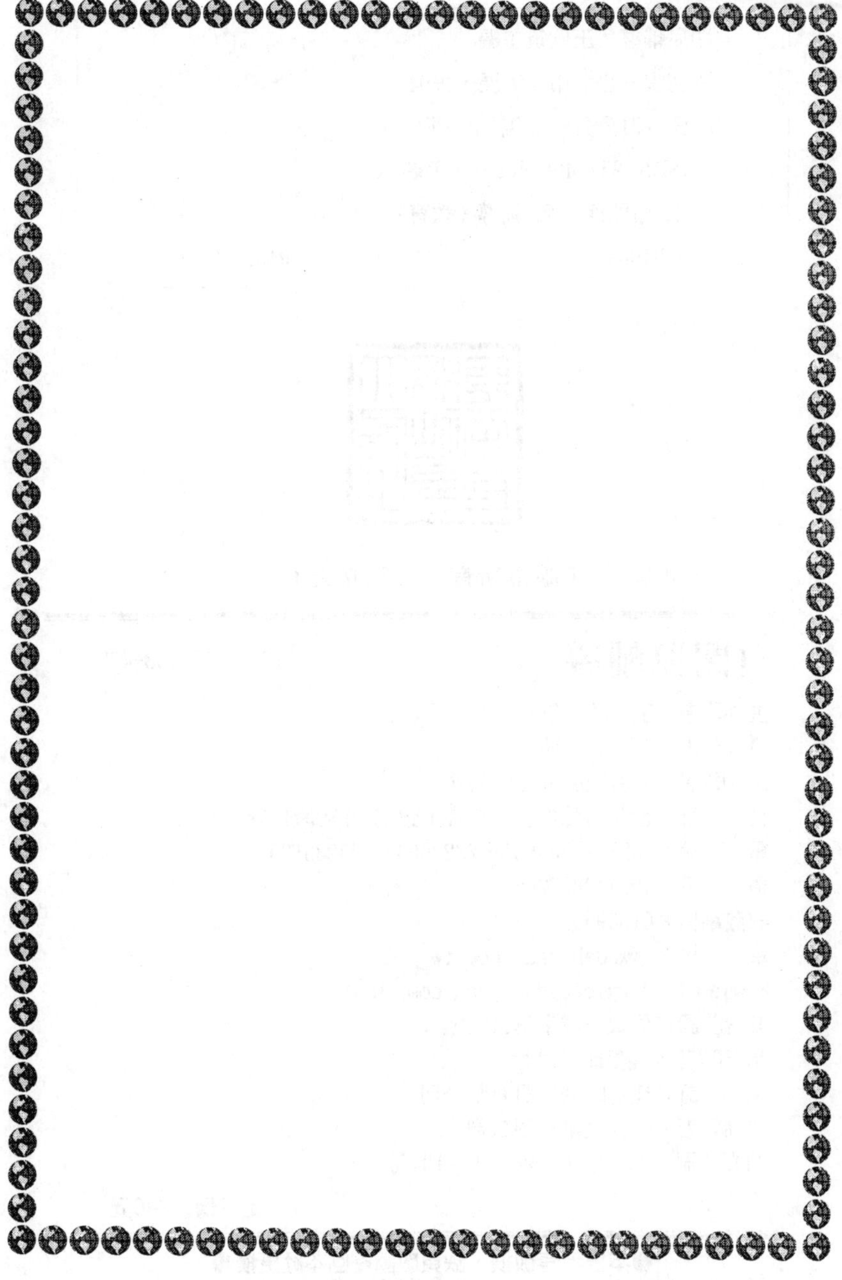

國家圖書館出版品預行編目資料

自閉兒輔導／王欣筑主編
－初版－臺北市，大展，民94
面；21公分－（親子系列；7）
ISBN 957-468-409-1（平裝）
1. 自閉症　2. 輔導（教育）
415.9468　　94014987

自閉兒輔導　ISBN 957-468-409-1

主 編 者／王　欣　筑
發 行 人／蔡　森　明
出 版 者／大展出版社有限公司
社　　址／台北市北投區（石牌）致遠一路2段12巷1號
電　　話／(02) 28236031・28236033・28233123
傳　　真／(02) 28272069
郵政劃撥／01669551
網　　址／www.dah-jaan.com.tw
E-mail／service@dah-jaan.com.tw
登 記 證／局版臺業字第2171號
承 印 者／高星印刷品行
裝　　訂／建鑫印刷裝訂有限公司
排 版 者／千兵企業有限公司
初版1刷／2005年（民94年）　10 月

定　價／240元

一億人閱讀的暢銷書！

4 ～ 26 集　定價300元　特價230元

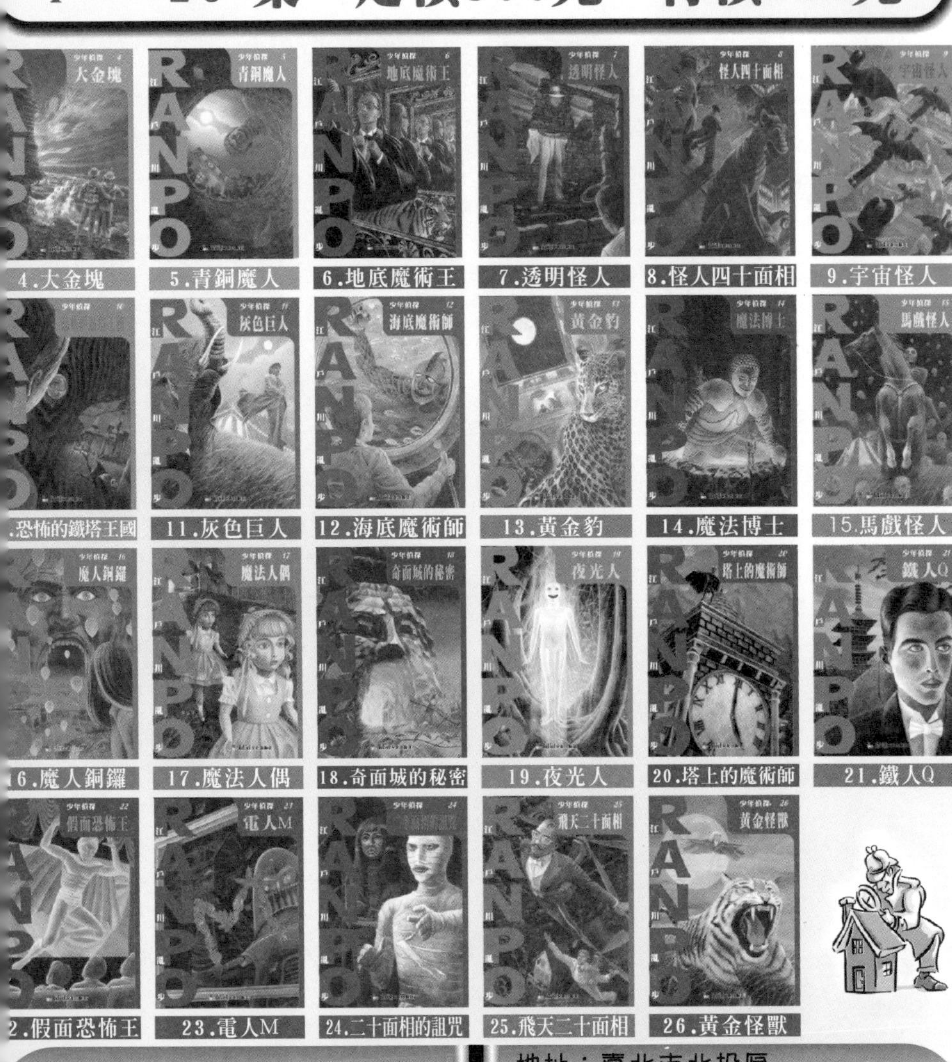